JN245622

訪問看護BCP研究会 編

訪問看護事業所の
BCPと
BCM

はじめての策定から見直しまで

日本看護協会出版会

執筆者一覧

●**編集**
——
訪問看護 BCP 研究会

●**執筆**（執筆順）
——
石田千絵　日本赤十字看護大学大学院看護学研究科 教授
菅野太郎　東京大学大学院工学系研究科システム創成学専攻 准教授
金坂宇将　ケアプロ在宅医療株式会社 代表取締役
岡田理沙　ケアプロ在宅医療株式会社バックオフィス部門 部門長
堀池　諒　奈良県立医科大学医学部看護学科 准教授
佐藤太地　日本赤十字看護大学看護学部 講師
西田志穂　純真学園大学保健医療学部看護学科 准教授
井口　理　日本赤十字看護大学大学院看護学研究科 准教授
川口奏子　前 在宅看護研究センター付属訪問看護ステーション 管理者
青島律子　川根本町訪問看護ステーション 管理者
岡野寿乃　株式会社シーディエム訪問看護ステーションはな 管理者
古賀慶子　医療法人聖峰会訪問サービス課 課長／田主丸訪問看護ステーション 管理者

●**執筆協力**
杉浦洋子　碧南市役所健康推進部高齢介護課地域支援係

まえがき

　2022（令和4）年、本書の前身である『リソース中心に考える！つくれる！使える！訪問看護事業所のBCP』（以下、『訪問看護事業所のBCP』）を出版してから3年が経過しました。この間、2024（令和6）年3月31日までに業務継続に向けた計画等の策定、研修の実施、訓練（シミュレーション）の実施等がすべての介護サービス事業者に義務づけられ、2024（令和6）年介護報酬改定では業務継続計画未策定減算が創設されました。訪問看護事業所の管理者は、誰もがいったんは事業継続計画（Business Continuity Plan：BCP）を策定したのではないでしょうか。

　しかし、BCPは一度策定したらそれで終わり、ではありません。訪問看護事業所やそれを取り巻く地域は、生き物のように常に変化していきます。そのため、さまざまな災害等が起きるたびに見直し、訓練を重ねて更新し、想定外の事象への対応力を養い、他機関や地域との連携を通して地域力を高める、事業継続マネジメント（Business Continuity Management：BCM）を繰り返し行う必要があります。

　例えば、10年ほど前に大きな災害があった地域で研修を実施したところ、過去の災害を経験した人は1人もいませんでした。これは、新しい事業所が次々に開設されるため、被災地であっても災害時の連携体制や成功経験を引き継いでいくのが難しい、ということを示しています。また、地域の協議会に入会しない事業所も増えています。地域がチームになって支え合う体制、事業所同士のつながりが大事であるということを、言い続けなければならないという現実があります。

　そのような中、私たちが2016（平成28）年に立ち上げた「訪問看護BCP研究会」には新たなメンバーが加わり、現状のBCPの見直しやチェックにも使える簡易版BCPの公表や、多くの自治体で災害シミュレーションの研修を行ってきました。研修において、災害を「リソース（資源）不足」と捉え、「リソース（資源）を減らさない・活用する・増やす」という三原則を説明すると、訪問看護事業所の管理者だけではなく、地域包括センター・老健施設の職員、ケアマネジャー、ヘルパー、薬剤師、保健師、さらには市役所の危機管理部職員や事務職まで、地域BCPに関わるすべての職種の方から「目から鱗が落ちました」といった反響をいただきます。「リソース中心のBCP」は、どのような職種・どのような災害であっても、応用が利くことを実感しています。

本書は、上記「リソース中心のBCP」の考えを根底にまとめています。まずは事業継続マネジメントシステムの世界基準であるISO：22301を内閣府がどのようにBCPへ取り入れたのか、BCPとBCMにはどのような違いがあるのかといった概論に触れたうえで、BCP作成の9 Stepsもあらためて掲載しました。また、BCPをブラッシュアップする手段として利用できるよう、災害机上訓練（DIG）や地区踏査、地理情報システム（GIS）の活用方法、最大許容時間と目標復旧時間を活用した研修、地域連携の方法論を詳しく紹介しています。特にGISは地域の特性を知り、災害の想定を行うために役立つツールです。看護職・保健専門職の立場から、誰もがGISを使えるように説明してもらいました。さらに、BCPの見直しまで含めた自施設・地域単位での研修や、実際の被災事例も掲載しています。

　執筆者の1人である菅野太郎氏は、「BCPを改善・改良するチャンスは4つあります。1つ目は事故や災害後、それらの経験から反省が生まれたとき。2つ目は法律・方針などルールが変更になったとき。3つ目は訓練で問題を発見したとき。4つ目は監査で問題を指摘されたとき」と述べています。これらのうち唯一、自分たちでタイミングを設定できるのが、3つ目の訓練なのです。ぜひ本書をきっかけに、自施設や地域で災害シミュレーションの訓練を実施してみてください。訓練を通して、必ず何らかの気づきが得られるはずです。災害対策全般の見直しにつながり、より自施設や地域に即したBCPへと書き換えていくことができるはずです。BCPに記載していない想定外の事象が起こったとしても、地域の施設と連携しながら、業務を続けることができるようになるはずです。

2025年3月

編者を代表して　**石田千絵**

も く じ

1章

BCM とは何か

1 BCP および BCM の定義と概要

1) 内閣府による定義

　　BCP（Business Continuity Plan：事業継続計画）とは、「大地震等の自然災害、感染症のまん延、テロ等の事件、大事故、サプライチェーン（供給網）の途絶、突発的な経営環境の変化など不測の事態が発生しても、重要な事業を中断させない、または中断しても可能な限り短い期間で復旧させるための方針、体制、手順等を示した計画」とされます[1]。

　　また、BCM（Business Continuity Management：事業継続マネジメント）は、「BCP 策定や維持・更新、事業継続を実現するための予算・資源の確保、事前対策の実施、取組を浸透させるための教育・訓練の実施、点検、継続的な改善などを行う平常時からのマネジメント活動」を示します[1]。

2) ISO22301 の概要

　　ISO（International Organization for Standardization）とは、「国際標準化機構」という非政府機関の略称で、世界各国の標準化団体などで構成されており、国際的な規模で標準を制定し、管理することを主な役割としています。現在 ISO の規格は 2 万種類以上あり、それぞれ「モノ」と「システム」の 2 つに大きく分けられています。

　　システム規格としては、ISO9001（品質マネジメントシステム―要求事項）、ISO14001（環境マネジメントシステム―要求事項）等があり、ISO22301（事業継続マネジメントシステム―要求事項）は 2012 年から発行されています（ISO22301：2012）。マネジメントシステムとは、「組織が方針及び目標を定め、その目標を達成するためのシステム」[2] のことであり、品質、環境、事業継続といった対象にかかわらず共通するものです。

　　ISO22301：2019 は、2019 年に出された ISO22301：2012 の改訂版です。ISO は通常 5 年おきに見直されることになっているため、本来であれば 2017 年となるところ、さまざまな検討に 2 年必要となり、発行が 2019 年になったのです。ISO22301：2019 の変更点として、BCM に代わり初めて BCMS（事業継続マネジメントシステム）という用語が使用されるように

表 1-1　ISO22301：2019 の序文に示された BCMS とその目的等

> 災害や事故によって組織の事業活動が中断・阻害され、深刻な影響が生じるのを避けるために事業を迅速に再開し継続しなければならない。組織が "適切な事業継続の能力を開発するため" の事業継続マネジメントシステム（以下、BCMS ともいう）であり、それを実施及び維持するため体制及びやるべきこと（要求事項）が規定されている。組織が災害や事故などで事業が中断・阻害した状況に適切に対応できるように事業継続の能力を確立し維持することが BCMS の目的である。

[中島一郎，岡部紳一，渡辺研司：ISO22301：2019（JISQ22301：2020）事業継続マネジメントシステム 要求事項の解説，p.54-55，日本規格協会，2021.]

なったことが挙げられ、その序文で BCMS とその目的等（**表 1-1**）が示されています。

3）ISO22301：2019 による定義

ISO22301：2019 において、BCP とは「事業の中断・阻害に対応し、かつ、組織の事業継続目的と整合した、製品及びサービスの提供を再開し、復旧し、回復するように組織を導く文章化した情報」であり、「事業の中断・阻害のインシデント発生後の緊急事態への対応、優先事業活動の再開、平常時への業務回復に関連する計画及びその手順を文書化したもので、事業継続計画書（電子文書も含む）を指す」とされています[2]。主なものとして、「インシデント対応手順書」「コミュニケーション手順書」「安全及びセキュリティ確保に関する手順書」「優先事業活動の継続に関する手順書」「情報システム復旧の手順書」[2]等があり、複数の「計画書」から BCP は構成されています。

BCM は事業継続の取り組みを可能にする組織のマネジメントであり、BCMS とは組織の BCM を PDCA サイクルに沿って継続的に改善していくことです。BCM と BCMS はどちらも、単に策定した BCP を計画どおりに実施

表 1-2　BCMS の重要事項

> ・組織が事業継続に関してやるべき課題、ニーズを明らかにして、組織としての事業継続の活動の方針と目的を設定し、かつその必要性を全メンバーに理解させることが、BCMS を推進する力となる。
> ・事業が中断・阻害のインシデントが発生して、企業が倒産したり、深刻な影響をもたらすのを避けるための対応能力を確立する平常時の活動及び緊急時の対応策などを決めて実行する。
> ・BCMS の活動が有効であることを確実にするためには、BCMS のパフォーマンスをモニター（監視）し、評価することが必要である。
> ・目的に対する結果を客観的に測定し、BCMS の妥当性、適切性、有効性を評価し、継続的に改善できる組織にしなければならない。

[中島一郎，岡部紳一，渡辺研司：ISO22301：2019（JISQ22301：2020）事業継続マネジメントシステム 要求事項の解説，p.55-56，日本規格協会，2021.]

するための方法を記述したものではないのです。なお、BCMS という用語は、2008 年頃に英国が ISO9001 や ISO14001 で使用した「Management System（マネジメントシステム）」に倣(なら)って使われたことが始まりとされています。

　BCMS の重要事項として、**表 1-2** の 4 項目が挙げられています。

4）ISO22301 に基づく JISQ22301 における規定等

　ISO22301：2019 をもとに作成された日本産業規格の JISQ22301：2020 では、事業継続マネジメントシステム（BCMS）に関する規定と BCMS を維持することで得られる成果について**表 1-3** のように言及し、また、BCMS の重要事項および構成要素を**表 1-4** のように示しています。

5）内閣府による BCM の概要

　内閣府によれば「BCM は単なる計画ではなく継続的な取組であり、企業・組織全体のマネジメントとして継続的・体系的に取り組むことが重要」で、例えば「PDCA サイクル等のマネジメントに関する仕組の活用」や、すでに導入されている企業や組織においては「既定の仕組と整合させた導入」が手法として有効であろうとされています。特に BCM においては**表 1-5** の 3 点が重要で、「これらが不十分である場合は、他の部分を充実させたとしてもその効果は限定的となる可能性が高い」としています[1]。

　また、BCM のプロセスは**図 1-1** のように示されます。各構成要素については「事業継続ガイドライン」[1] にも詳細に解説されていますが、「方針の策定」「分析・検討」「事業継続戦略・対策の検討と決定」「計画の策定」「事前対策及び教育・訓練の実施」「見直し・改善」「方策の策定」という流れを循環させ、PDCA サイクルを機能させていくことが重要です。

表 1-3　JISQ22301：2020 における BCMS に関する規定とその維持により得られる成果

> 　この規格は、事業の中断・阻害に関して、組織が許容できる又は許容できない影響の大きさ及び種類に対して適切な事業継続の能力を開発するための事業継続マネジメントシステム（以下、BCMS という。）を実施及び維持するための体制及びその要求事項について規定する。
> 　BCMS を維持することで得られる成果は、組織に対する法令及び規制、組織及び業界の要求事項、提供する製品及びサービス、採用しているプロセス、組織の規模及び構造、並びに組織の利害関係者の要求事項によって形成される。

[日本産業規格：JISQ22301：2020（ISO22301：2019）セキュリティ及びレジリエンス―事業継続マネジメントシステム―要求事項，p.1，日本規格協会，2020.]

表 1-4　JISQ22301：2020 における BCMS の重要事項および構成要素

【BCMS の重要事項】
・組織のニーズ並びに事業継続の方針及び目的を確立する必要性の理解
・事業の中断・阻害から組織が生き残ることを確実にするためのプロセス、能力、対応体制の運用及び維持
・BCMS のパフォーマンス及び有効性の監視及びレビュー
・定性的及び定量的な測定に基づく継続的改善

【BCMS の構成要素】
a)　方針
b)　明確に定められた責任をもつ力量のある人々
c)　次の事項に関するマネジメントプロセス
　1)　方針
　2)　計画
　3)　実施及び運用
　4)　パフォーマンスのアセスメント
　5)　マネジメントレビュー
　6)　継続的改善
d)　運用管理を支援し、パフォーマンス評価の実施を可能にする文章化した情報

［日本産業規格：JISQ22301：2020（ISO22301：2019）セキュリティ及びレジリエンス―事業継続マネジメントシステム―要求事項，p.1-2，日本規格協会，2020. より引用，一部改変.］

表 1-5　BCM における重要事項

・不測の事態において事業を継続する仕組
・社内の BCP 及び BCM に関する意識の浸透
・事業継続の仕組及び能力を評価・改善する仕組

［内閣府：事業継続ガイドライン―あらゆる危機的事象を乗り越えるための戦略と対応―，令和 5 年 3 月，p.5，2023. https://www.bousai.go.jp/kyoiku/kigyou/pdf/guideline202303.pdf］

　なお、この構成要素のうち、「計画の策定」とは BCP 策定を指しており、策定した BCP がより実効性の高いものになるような一連のマネジメント（BCM）を、PDCA サイクルによって継続的に改善していくこと（BCMS）が示された形となっているのです。

6）まとめ ―― わが国における BCP と BCM

　内閣府と ISO による定義や概要を概観してわかることは、内閣府による BCP および BCM のガイドラインは、国際的規格である ISO の重要事項や構成要素を十分に網羅したうえで示されている、ということです。異なる点は、内閣府では BCMS という用語を使わずに、BCM と PDCA サイクルという用語を用いて BCMS を示している点です。
　BCMS を用いて正しくまとめなおしてみると次のようになります。

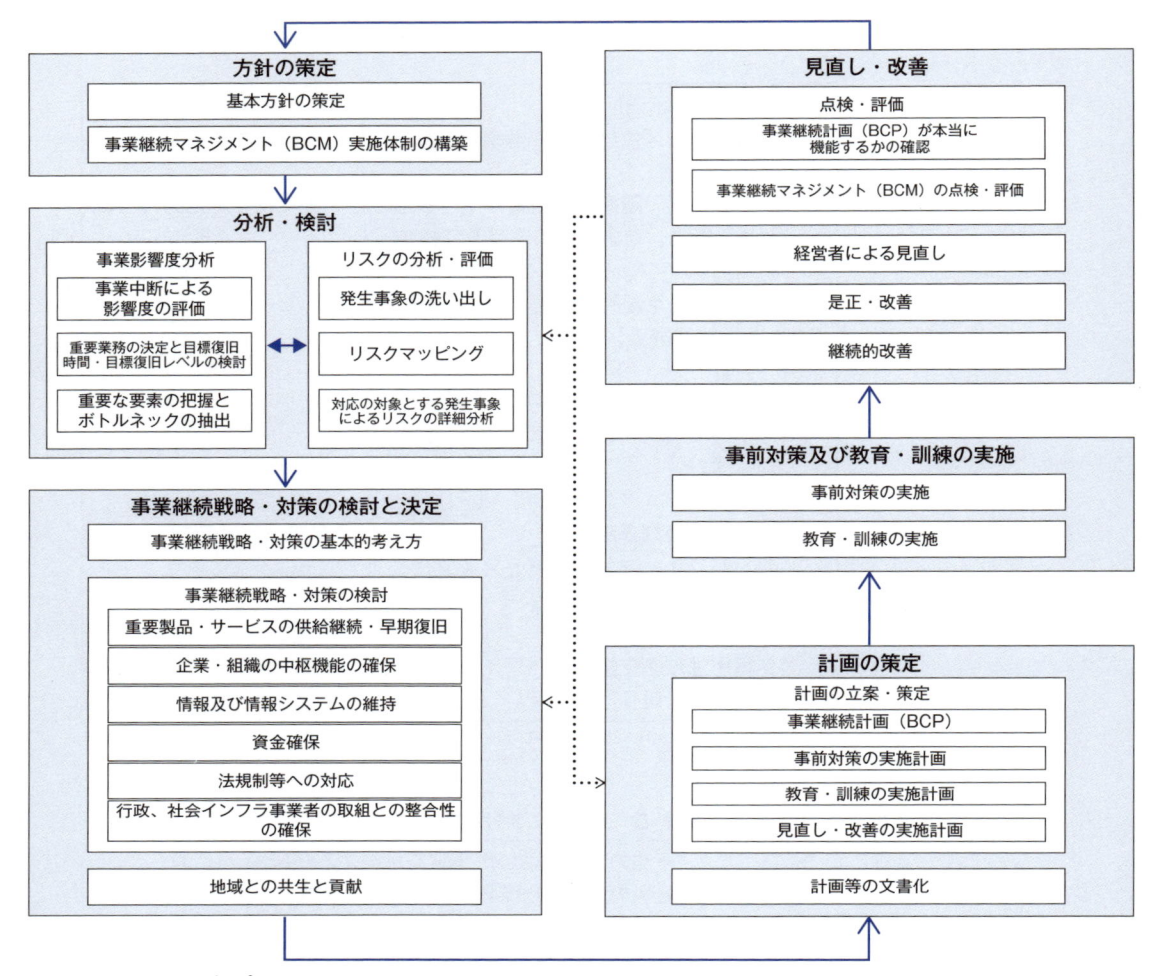

図 1-1　BCM の各プロセス

[内閣府：事業継続ガイドライン—あらゆる危機的事象を乗り越えるための戦略と対応—，令和 5 年 3 月，p.9，2023．https://www.bousai.go.jp/kyoiku/kigyou/pdf/guideline202303.pdf]

　　　　BCM とは BCP を可能にする継続的・体系的な組織のマネジメントであり、BCMS は BCM を PDCA サイクルに沿って機能させ、継続的に改善していく、組織の仕組みなのです。

●引用文献

1）内閣府：事業継続ガイドライン—あらゆる危機的事象を乗り越えるための戦略と対応—，令和 5 年 3 月，p.35，2023．https://www.bousai.go.jp/kyoiku/kigyou/pdf/guideline202303.pdf
2）中島一郎，岡部紳一，渡辺研司：ISO22301：2019（JISQ22301:2020）事業継続マネジメントシステム 要求事項の解説，p.54-55，p.142，日本規格協会，2021.

2 危機管理と訪問看護事業所における BCM

国や行政等で大規模災害等に対して用いられる「危機管理」とは、本来、危機が発生する前の活動である「リスクマネジメント（Risk Management）」と、危機が発生した後に行う「クライシスマネジメント（Crisis Management）」の2つのプロセスをあわせた概念を指しますが、わが国においてはどちらか一方の意味の用語として使用されることもあります。

国際標準化機構（ISO）による国際的なガイドライン「ISO31000：2018, Risk management – Principles and guidelines」では、リスク（risk）とは目的に対する不確実性の影響（Effect of uncertainty on objectives）[1]と定義され、リスクの一つとして災害等が挙げられています。リスクマネジメントの目的は「問題発生時の事業存続」であり、その意味で事業継続マネジメント（BCM）はリスクマネジメントの一つといえます。

1）事業継続ガイドラインの策定経緯

内閣府「事業継続ガイドライン」では、その目的を「事業継続の取組、すなわち事業継続計画（BCP）を含めた事業継続マネジメント（BCM）の概要、必要性、有効性、実施方法、策定方法、留意事項等を示すことで、わが国の企業・組織の自主的な事業継続の取組を促し、ひいてはわが国全体の事業継続能力の向上を実現すること」[2]としています。

災害に関する法律には、「防災計画」の策定を定めている災害対策基本法や災害救助法等があり、現在も改正を重ねながら適用されています。そのような中、2004（平成16）年10月、「民間と市場の力を活かした防災戦略の基本的提言」にBCP策定の重要性が盛り込まれ、BCPの普及促進のために、内閣府により「事業継続ガイドライン」の第1版が2005（平成17）年8月に策定されました。

その後、2009（平成21）年11月に第2版への改定が行われましたが、特定事象のみのBCPを策定していたことにより、2011（平成23）年3月に発生した東日本大震災等において、想定外の事象には柔軟に対応することができませんでした[3]。この教訓に基づき、2013（平成25年）8月には第3版への改定が行われました。改定の概要は**表1-6**のとおりで、BCMの普及啓発に向けて平時からのマネジメントで意識転換が図られるように、BCMを

表 1-6 事業継続ガイドライン（2013〔平成 25 年〕8 月）の主な改定内容

> **〈章立てを刷新し、BCM を強調〉**
> 　BCM 策定後に取組が続かない、あるいは文書ばかりが厚くなり、コストは増える反面、実効性は無くなるなどの課題に鑑み、単なる文書化が目的とならないよう、従来 BCP に含めて説明されていた「平時からの取組（BCM）」を経営戦略に盛り込むように強調するとともに、構成の見直し
>
> **〈BCM の実施、BCP/BCM の見直し・改善に関する章の拡充〉**
> 　社内の一部の人達の取組で終始する、あるいは中小企業等では実施方法が分からず躊躇しているような現状の課題を踏まえ、様々な企業で平時から取り組み易くなるよう、教育・訓練、見直し・改善等に関する内容の充実、項目の流れの分かり易さの追求
>
> **〈事業継続戦略・対策に関する章の新設〉**
> 　特定事象のみの BCP を策定したことにより、想定外の事象には柔軟に対応できなかったことから、幅広いリスクに対応するための考え方を盛り込み、さらには、サプライチェーン途絶の経験をもとに、取引先、業界団体、地域関係者等の様々な連携の重要性も踏まえた代替戦略や対策に関する内容の充実
>
> **〈経営者に言及する項目の追加〉**
> 　取組の現状や災害教訓、国際動向も踏まえ、平時からの経営者の関与や、災害時のリーダーシップの重要性について協調

[内閣府防災情報のページ：事業継続ガイドライン改定の概要，平成 26 年版防災白書より改変．
https://www.bousai.go.jp/kaigirep/hakusho/h26/zuhyo/zuhyo01_01_11.html]

経営戦略に盛り込むよう強調されています[3]。

　さらに、2019（令和元）年末から全世界を巻き込んだ COVID-19 によるパンデミックや、令和元年台風第 19 号等の自然災害を経て、2021（令和 3）年 4 月の改定では災害時の外出に対する抑制策等が記載されました。2023（令和 5）年 3 月の改定では、テレワーク等の企業を取り巻く環境の変化を反映する形で、「安心安全で健康」に配慮した対策や情報セキュリティにも対応し、現行の事業継続ガイドラインとして公開されています。

　図 1-2 は大規模自然災害等、突発的に被害が発生するリスクの場合、**図 1-3** はパンデミック等、段階的かつ長期間にわたり被害が継続するリスクの場合で、いずれの場合も BCP を策定しておくことで重要な業務を中断させない、また、中断しても可能な限り短い期間で復旧させることが可能となることを示しています。

　なお、地方公共団体における BCP 策定状況は、2016（平成 28）年 4 月にすでに 100% に達し、市町村では 2021（令和 3）年 6 月時点で約 97% となっています[4]。

　一方、民間企業の BCP 策定状況では、2021（令和 3）年度に大企業で

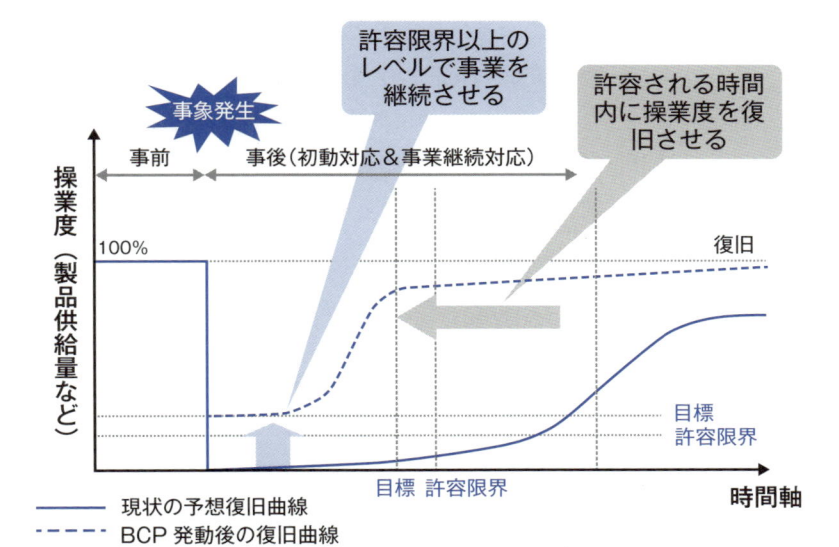

図 1-2　事業継続計画（BCP）の概念
　── 突発的に被害が発生するリスクの場合

［内閣府：事業継続ガイドライン─あらゆる危機的事象を乗り越えるための戦略と対応─，令和 5 年 3 月，p.3，2023．https://www.bousai.go.jp/kyoiku/kigyou/pdf/guideline202303.pdf］

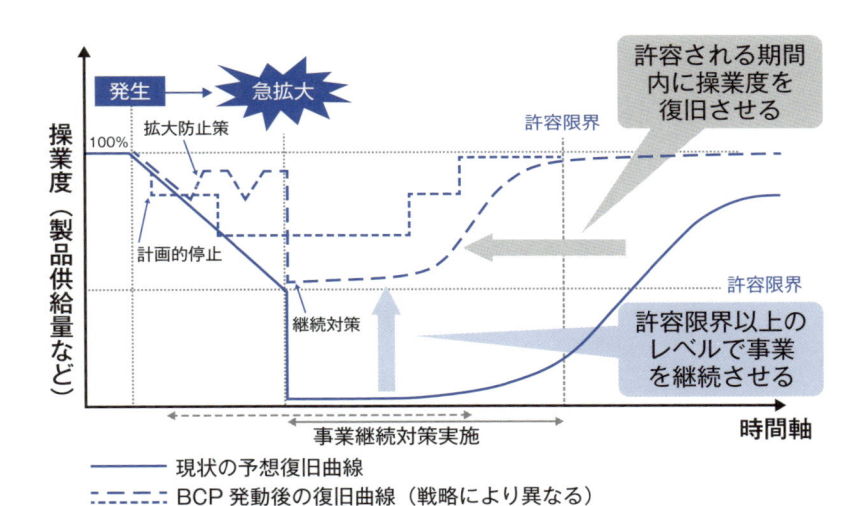

図 1-3　事業継続計画（BCP）の概念
　── 段階的かつ長期間にわたり被害が継続するリスクの場合

［内閣府：事業継続ガイドライン─あらゆる危機的事象を乗り越えるための戦略と対応─，令和 5 年 3 月，p.4，2023．https://www.bousai.go.jp/kyoiku/kigyou/pdf/guideline202303.pdf］

70.8%、中堅企業で 40.2% となっており、策定中を含めると大企業は約 85%、中堅企業は約 52% となっています[4]。

2）危機管理に関する用語の整理と訪問看護事業所 BCP

「リスクマネジメント」「BCM」「BCP」「防災計画」の相互の関係性は**図**

1-4 のように考えることができます。防災計画は人命や財産を守るための計画ですが、BCP は人命や財産を守りつつ企業を存続させるという意味を持つため、BCP の中に防災計画を含めることができます。BCP という用語は事業継続のための計画という意味合いだけでなく、マネジメント（BCM）の意味合いも含めて用いられることが多いのですが、正しくは BCM の中に BCP が含まれます。さらに、BCM はリスクマネジメントに含まれます。「目的に対する不確実性の影響」のマネジメントは、事業の存続以外の目的も対象としているからです。

図 1-5 は厚生労働省老健局および全国訪問看護事業協会が作成した BCP に含まれる目次項目をまとめ、リソース中心の BCP と対応させてみたものです。第 1 章に「研修・訓練の実施」「BCP の検証・見直し」が位置づけられており、訪問看護事業所における BCP にも BCM の意味合いが含まれていることがわかります。

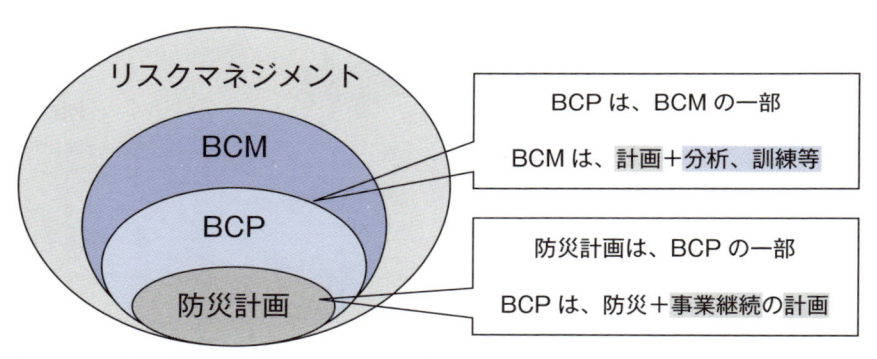

図 1-4　防災計画と BCP —— BCP と BCM の関係

第1章 総論	第2章 平常時の対応	第3章 緊急時の対応	第4章 地域・他組織との連携
●基本方針 ●推進体制 ●リスクの把握 ●優先順位の選定 ●災害情報の把握 ●研修・訓練の実施、 　BCP の検証・見直し	●人的資源 ●物的資源 ●財務資源 ●情報資源 ●利用者	●BCP 発動基準 ●行動基準 ●対応体制 ●対応拠点 ●人的資源 ●物的資源 ●財務資源 ●情報資源 ●利用者	●地域の連携体制の構築 ●受援体制の整備
BCP＋BCM	リソース中心の BCP		外部リソース

図 1-5　厚生労働省老健局および全国訪問看護事業協会の BCP に含まれる目次項目

［厚生労働省老健局：介護施設・事業所における自然災害発生時の業務継続ガイドライン，令和 6 年 3 月，p.8, 2024. https://www.mhlw.go.jp/content/000749543.pdf／全国訪問看護事業協会：自然災害発生時における業務継続計画（BCP）―訪問看護ステーション向け―，p.33-52, 2020. https://www.zenhokan.or.jp/bcp/］

3）訪問看護事業所における BCP と BCM

　主に企業分野で BCP を策定しておくことの重要性が浸透し、2007（平成19）年にサイバーテロ対策として、厚生労働省「医療情報システムの安全管理に関するガイドライン 第2版」により、医療機関に向けて初めて BCP の概念が盛り込まれました。災害時医療の要となる災害拠点病院等での BCP 策定が強化されていく中で、自然災害の多発や COVID-19 によるパンデミックも相まって、2021年（令和3）年に、訪問看護事業所における感染症や災害時の対応力強化が図られることとなりました。

　2021（令和3）年の厚生労働省令「指定居宅サービス等の事業の人員、設備及び運営に関する基準」の改正および 2022（令和4）年3月の同じく「指定訪問看護の事業の人員及び運営に関する基準」の改正をもって、感染症や災害が発生した場合であっても、必要な介護サービスが継続的に提供できる体制を構築することを目指し、すべての介護サービス事業者が、業務継続に向けた計画等の策定、研修の実施、訓練（シミュレーション）の実施等を 2024（令和6）年3月31日までに計画・実施するように義務づけられました。

　こうした法令で義務づけられる以前の 2016（平成28）年、筆者たちは「訪問看護 BCP 研究会」を立ち上げ、新たな手法として、BCP に必要な「ヒト・モノ・カネ・情報」といったリソース（資源）に注目、訪問看護事業所における BCP の要素を抽出し、BCP 策定の実態調査を行ってきました。活動当初、訪問看護事業所の職員数はその半数が常勤換算で3～5名であり、一般の中小企業の BCP が訪問看護事業所にも参考になるのではと考えましたが、最も重要な業務が医療ニーズの高い利用者や独居の利用者等への訪問業務であると同時に、顧客が利用者自身であることなど、独自の特性が見えてきました。そこで、訪問看護事業所を対象とした管理者研修等を開催し、2024（令和6）年3月31日までにすべての訪問看護事業所で BCP が策定できるような活動を進めました。多くの事業所はすでに策定を終えているはずですが、研修や見直しといった BCM に関する取り組みが十分であることは想定しにくく、今後も終わることのない活動が続いていくでしょう。

●引用文献

1) 中島一郎，岡部紳一，渡辺研司：ISO22301：2019（JISQ22301:2020）事業継続マネジメントシステム 要求事項の解説，p.86，日本規格協会，2021.
2) 内閣府：事業継続ガイドライン―あらゆる危機的事象を乗り越えるための戦略と対応―，令和5年3月，p.1，2023．https://www.bousai.go.jp/kyoiku/kigyou/pdf/guideline202303.pdf
3) 内閣府防災情報のページ：事業継続ガイドライン改定の概要，平成26年版防災白書．https://www.bousai.go.jp/kaigirep/hakusho/h26/zuhyo/zuhyo01_01_11.html4
4) 内閣府：事業継続体制の構築，令和4年版防災白書，p.72-73，https://www.bousai.go.jp/kaigirep/hakusho/pdf/r4_dai1bu1.pdf

3 BCM とレジリエンス工学

本節では、災害時の業務継続や業務継続マネジメントを考えるうえで極めて関連性の高い"レジリエンス"という概念と、この概念について工学の分野で議論されてきたいくつかのポイントを紹介します。

1) レジリエンスとは何か

近年、レジリエンス（resilience）という概念がさまざまな分野で注目を集めています。レジリエンスは、回復や回復力という意味で用いられることが多いですが、語源となっているラテン語（resilīre）は、押さえつけたばねが手を離した時に弾けるように、跳ね返る、反動する、退く、元に戻るといった、ものの動きの様子を表す言葉です。そこから、その動きを生む性質や能力を意味する言葉としても用いられるようになりました。前者は挙動あるいは結果としてのレジリエンス、後者は、その挙動を生む能力あるいは原因としてのレジリエンスと言い換えることができます。回復と回復力を例にとると、回復が挙動（結果）に、回復力が能力（原因）に相当します。どちらに対してもレジリエンスという言葉が用いられます。

(1) レジリエンスの意味と多様性

レジリエンスという言葉は、特定の事物や経験を表す言葉というより、動きのイメージを表す観念的な言葉であるため、回復や回復力だけでなく、しなやかさ、強靭性、柔軟性、適応力、拡張性、調整力など、文脈や対象によって、さまざまな訳語があてがわれます。逆にいえば、異なる分野におけるさまざまな対象の動きのイメージやそれを生む性質を指し示す言葉として、レジリエンスという概念が用いられています。

例えば、物理学では外力に対する物体の弾性のことをレジリエンスと呼び、心理学ではストレスや逆境に対する人の耐性や適応力のことをレジリエンスと呼びます。また、安全工学では、事故や故障といった大きな外乱に対する適応力や事前に決めたルールでは対処しきれない事態に対して決められたルールややり方を超えて対処する力（拡張性）、さらに、作業環境や作業条件の日々の小さな変化・変動に合わせながら安全な作業を保ち続けるための半ば無意識の調整力のこともレジリエンスと呼びます。

このように、レジリエンスの概念は分野によって異なる説明や表現がなされ、具体的な対象や注目している挙動、性質もまちまちです。そのため、レジリエンスの意味を理解しにくいと感じるかもしれませんが、元の意味を理解すれば、背後に共通の意味・イメージがあることがわかるでしょう。さらに言えば、レジリエンスとは、特定の意味や問題を指し示す言葉ではなく、対象や問題のとらえ方によって具体的な意味が変わる概念であると同時に、異なる分野のさまざまな問題を統一的に説明、整理してくれる分野横断的なメタワードでもあります。したがって、災害時の事業継続に関連するさまざまな問題や課題を議論する際にレジリエンスの概念を用いたり、他の分野で議論されてきたことを参考にしたりすることは有用です。

(2) 事業継続とレジリエンスの関連性

少し具体的に事業継続とレジリエンスの関係について説明します。

訪問看護事業にかぎらず、災害時の事業継続では、地震や風水害などの災害現象（外力）が引き起こす逆境へ臨機応変に対応し、サービス提供や事業そのものを破綻させずに継続しつつ、できるだけ早く元のサービス・事業レベルに戻していくことが求められます。この適応や柔軟な対応、破綻の回避、迅速な回復は、まさに動きのイメージとしてのレジリエンス、結果としてのレジリエンスと見なすことができます。このレジリエンスを実現することが、事業継続の目標となります。一方、この目標を達成するためには、災害への備えや、BCP、その運用・管理の仕組み（BCM）、スタッフの能力や心構えなどを準備する必要があります。これらは能力としてのレジリエンスと見なすことができます。このレジリエンスを生む能力を育み、伸ばすことが事業継続の課題となります。

2) レジリエンス工学における概念

事業継続とレジリエンスの関連性を踏まえたうえで、他分野、特にレジリエンス工学における議論や知見について紹介します。工学の中でレジリエンスの概念を扱う主な分野は2つあります。1つは安全工学、もう1つは地震工学（災害工学）です。

(1) 安全工学におけるレジリエンスポテンシャルとは

最初に、安全工学で議論されてきたレジリエンスポテンシャル（resilience potential）について紹介します。レジリエンスポテンシャルとは、能力、原因としてのレジリエンスを表す概念です。Hollnagel[1] は、事業所や病院などの組織が安全管理をするうえで、組織内外のさまざまな状況や条件の変化（社

表 1-7　レジリエンスポテンシャル

レジリエンス ポテンシャル	内容
予期する能力 （Anticipating）	長期的視点で、未来で起こりうる変化や混乱を特定し、それらによって引き起こされる影響をどのように予想するべきか知っていること
監視する能力 （Monitoring）	脅威になりそうなことを特定し、それらをどのように監視すべき知っていること。言い換えると、何が起きているのかを把握する能力。監視対象には組織や対象システムの環境に関することと、組織（システム）の内部に関することの両方がある
対処する能力 （Responding）	現在直面している状況に対処する能力。状況には、通常の状況と災害時のように通常でない状況の両方が含まれる。これらに対処するためには、事前に用意した方策を実施するだけでなく、ルールの適用を超えた臨機応変さもしばしば求められる
学習する能力 （Learning）	経験から何をどのように学習すべきか知っていること。特に失敗だけでなく成功も含んだ適切な事例から何を学ぶべきか知っていること

会情勢の変化や組織内で労働環境の変化、不祥事の発覚や事故の発生など）に対して組織が機能不全に陥ったり破綻したりすることなく機能し続けるための要件として、**表 1-7** に示す 4 つの観念的な能力の重要性を指摘しています。これらの能力（「予期」「監視」「対処」「学習」）をレジリエンスポテンシャルと呼びます。

　観念的というのは、本来、個人に備わっている生存のための認知能力であるこれらの 4 つの能力を、組織運営上の機能のメタファーとして用いているためです。そのため、組織の安全管理において、「予期」「監視」「対処」「学習」が具体的にどのようなことを指すのかはやや曖昧です。また、対処するためには監視が必要なように、これらの 4 つの能力は独立したものではなく相互に関連しており、監視と予期のように明確な線引きが難しいものもあるため、便宜的に区別したものだと理解しておくとよいでしょう。一方、安全管理上の施策を考えたり、問題点を整理したりするうえで、これらの 4 つの能力は有用な視点を与えてくれます。例えば、具体的な安全管理上の問題に対して、うまく対処するためにどのようなことを予期しておけばよいのか、何を監視すればよいのか、生じている問題にどう対処すればよいのか、過去や他者の経験から何を学べばよいか、どう学べばよいかといった具体的な問いが可能になります。

　事業継続マネジメント（BCM）についても、レジリエンスポテンシャルの考え方は有用です。すなわち、事業所が、災害時において可能なかぎり事業継続するためだけでなく、平時において事業継続計画（BCP）を持続的に改善し事業継続力を向上させ続けるためにも、これらの 4 つの能力を備え、強化

しておく必要があります。そのために、BCM に関連する具体的な問題に対して、前に示したような問いかけをすることによって、予期・監視・対処・学習の観点から課題を整理したり対策・対応を考えたりすることができます。

(2) 災害レジリエンスとは

　次に、地震工学で議論されてきたレジリエンスについて紹介します。事業継続や事業継続マネジメントは自然災害との関連で議論されることが多いため（本来は、社会環境の変化や経営危機なども含む広い意味の災害が対象）、地震工学での議論は事業継続や事業継続マネジメントを語るうえでよく参照されています。地震工学では、災害被害からの回復（力）、復旧（力）のことを災害レジリエンスと呼んでいます。Bruneau らは、「災害レジリエンスとは、組織やコミュニティといった社会の単位が被害の可能性を軽減し、災害が発生した時にその影響を食い止め、社会的混乱を最小限に抑えると同時に、将来の災害による被害を軽減するような方法で復旧を行う能力」[2] と説明しています。

　災害レジリエンスは**図 1-6** のような回復曲線を用いて説明されることもあります。この図は、横軸が時間、縦軸が対象とするシステムの機能レベルを表します。ここでいう"対象とするシステム"とは、事業所や地域、事業所のスタッフ、具体的なサービスなど、レジリエンスを議論するうえで関心のあるさまざまな対象のことを意味します。また、"機能レベル"とは、例えば、事業所の経営状態や地域の活動レベル、スタッフの活力、サービスの質や量といった対象のパフォーマンスを概念的に表現したものです。そのため、関心のある対象や機能レベルによって異なる回復曲線が描けます。

　この図は、自然災害が発生して施設やリソースに被害が生じ、その影響によって対象システムの機能レベルが急激に低下した後に、回復・復旧努力によって次第に上昇しはじめ、最終的に元のレベルに戻る様を表しています。平時の機

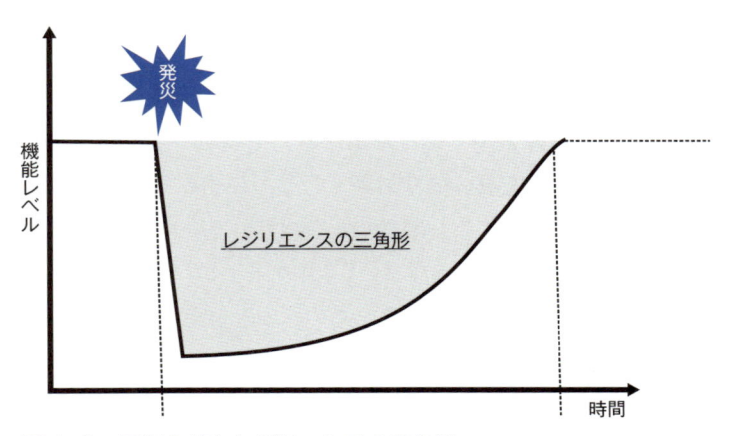

図 1-6　回復曲線とレジリエンスの三角形
[Bruneau M. et al., A Framework to Quantitatively Assess and Enhance the Seismic Resilience of Communities, Earthquake Spectra, 19(4), p.737, 2003 をもとに作成]

能レベルを表す水平線と回復曲線とで囲まれた領域（灰色の領域）のことをレジリエンスの三角形と呼びます。レジリエンスの高いシステムは、被災による機能レベルの低下を抑えられるとともに、早く元のレベルに戻ることができるため、レジリエンスの三角形の面積が小さくなります。例えば、1 日の訪問回数を事業所の機能を示す指標として縦軸に取った時に描かれる回復曲線のレジリエンスの三角形を考えてみると、レジリエンスの高い事業所は被害による訪問回数の落ち込みを抑えることができるだけでなく、早期に通常レベルまで戻すことができるため、レジリエンスの三角形の面積が小さくなります。

　回復曲線やレジリエンスの三角形はレジリエンスの意味を直感的に理解するためには適していますが、結果としてのレジリエンスを可視化したものであるため、事業所のレジリエンスを事前に評価するために用いることには適していません。一方、計算機シミュレーションを用いてさまざまな条件設定のもとで予測的に回復曲線を描くことによって、対象システムのレジリエンス評価を行う試みがなされています[3]。

⑶　R4 フレームワークとは

　災害レジリエンスは**表 1-8** に示す 4 つの特性にブレークダウンして説明されます[4]。これらの 4 つの特性は、それぞれの頭文字からレジリエンスの 4Rs（Robustness, Redundancy, Resourcefulness, Rapidity）と呼ばれ、これらの 4 つの特性でレジリエンスをとらえる枠組みのことを R4 フレームワークと呼びます。4 つの R のうち、頑健性と迅速性は対象の挙動や結果についてのレジリエンスに相当し、冗長性とリソース活用力は原因、能力としてのレジリエンスに相当します。レジリエンスポテンシャルが原因・能力を整理したものに対して、レジリエンスの 4R は挙動・結果と原因・能力の両方が含まれています。

　R4 フレームワークは、レジリエンスに関する諸問題を俯瞰するうえでは役に立ちますが、具体的な対策や行動を促す枠組みとしてはやや抽象的です。本書 2 章では、事業継続に必要なリソースの観点から、レジリエンス向上に向けた具体的な対策・行動の枠組みであるリソース中心の三原則（減らさない、活用する、増やす）を提案しています。この三原則のうち「減らさない」は頑健性と冗長性を、「活用する」はリソース活用能力を、「増やす」は迅速性をそれぞれ実現するための原則と位置づけることができます。また、これらの三原則を実現するために何を監視、予測、学習すればよいかについて考えるなど、2 章で説明するリソース中心の考え方とレジリエンスポテンシャルや R4 フレームワークを関連づけながら読み進めると理解が深まるでしょう。

表 1-8　災害レジリエンスの4つの特性（レジリエンスの4Rs）

レジリエンスの 4R	内容
頑健性 （Robustness）	対象システムが、機能の低下や喪失を被ることなく、所定のレベルのストレスや要求に耐えることができる強さ、またはその能力
冗長性 （Redundancy）	代替可能な要素や機能がどの程度存在するかを示す程度。元の機能が中断、劣化、喪失した場合でもそれらによって機能要件を満たすことができる程度
リソース活用能力 （Resourcefulness）	対象システムが脅威にさらされた時、問題を特定し、優先順位を確立し、リソースを動員・再配置する能力。目標達成のために優先順位に沿ってリソースを活用する能力
迅速性 （Rapidity）	直ちにあるいは適時に優先順位や目標を達成する能力

●引用文献

1）エリック・ホルナゲル著，北村正晴／小松原明哲監訳：Safety-II の実践―レジリエンスポテンシャルを強化する，海文堂出版，2019.

2）Bruneau M. et al., A Framework to Quantitatively Assess and Enhance the Seismic Resilience of Communities, Earthquake Spectra, 19 (4), p.735, 2003.

3）Kanno T. et al.：Human-centered modeling framework of multiple interdependency in urban systems for simulation of post-disaster recovery processes, Cognition, Technology & Work, 21 (4), pp.301-316, 2019.

4）Bruneau M. et al.：A Framework to Quantitatively Assess and Enhance the Seismic Resilience of Communities, Earthquake Spectra, 19 (4), pp.733-752, 2003.

4 訪問看護事業所における BCM の必要性と本書の活用

　本書は訪問看護事業所に特化した BCP および BCM についてまとめたものです。BCP・BCM の視点には、訪問看護事業所単位による「自施設」、地域包括ケア単位等による「自地域（自身が暮らす地域）」等があり、その主体により規模は異なりますが、本書では訪問看護事業所単位の「自施設」に焦点を当てています。

　そのため、地域包括ケアにかかわる保健医療福祉関係者等については、自施設からみて「外部」という用語を用いています（例：外部リソース等）。訪問看護事業所単位と地域包括ケア単位のどちらの視点も重要なものに違いありませんが、2024（令和 6）年 3 月までにすべての訪問看護事業所で自施設の BCP を策定することが法的に定められたことと、さまざまな施設が自分事として自律して対策を練ることで、その地域の保健医療福祉サービスの継続に寄与できることから、本書では「自施設」の BCP・BCM に着目して説明することとしました。

　また、すべての訪問看護事業所が BCP 策定を行っているという前提から、本書では BCM に関する内容のみを示せばよいのでは、という考え方もありましたが、改めて検討した結果、BCP 策定に関しても記載することとしました。なぜなら BCP は BCM の一部であり、BCP の要素が BCM を語るうえでも必須で、さらに策定した BCP の見直しや本書で紹介している簡易版 BCP の策定を改めて行うことなども BCM といえるからです。言い換えると、自施設で策定した BCP の見直しの際に、筆者たちが提唱するリソース中心の BCP の考え方を活用したり、簡易版 BCP 策定様式（訪問看護 BCP 研究会 Web サイト〔https://sites.google.com/view/houkanbcp/ ホーム〕より無料ダウンロード可）を用いて自施設の BCP に過不足がないかチェックしたりすることも可能です。

　また、自施設の BCM に利活用できる事例や外部リソースの活用に関するポイントなども提示し、事例においては、著者らが開発した手法で策定した BCP に関して、激甚災害の被災経験をもとに訪問看護事業所で行った見直しの実際なども掲載しました。これらを通して、BCP 策定の意義を改めて理解できるのではないでしょうか。

　そして、BCP を日々ブラッシュアップさせる仕組みをどのようにつくり、どのようなタイミングで自施設の見直しに取り入れることが可能か、また自施

設のある地域の特性を踏まえてどのような事例にコミットできるかなど、自施設や地域の特性に応じて、それぞれに活かせる考え方を盛り込んでいます。

　そのうえで、自施設だけの対応では難しい状況が想定された場合や、あるいは社会貢献に取り組もうとする際に役立つように、外部リソースとの連携・協働や、自治体をはじめとする連携についても原理原則をもとに具体的な方策も含めて掲載しているため、段階に応じて活用いただければ幸いです。

2章

BCM のプロセス

1 リソース中心の考え方

1）リソースの重要性

　災害時の事業継続と迅速な復旧の重要性や、そのために事業継続計画（BCP）を事前に準備、計画しておくことの重要性はすでに多くの人が理解されていると思います。一方、いざ自分たちの事業所の BCP を作成するとなると、決めるべき事項が多く、またそれらの関連性も複雑で、どこから手をつけたらよいかわからない、作成手順が追えず難しいと感じる事業所も多くあるのではないでしょうか。

　そこで本節では、既存の BCP 作成ガイドライン等[1]で示されている BCP の策定項目の全体像をできるだけシンプルにかつ統一的に整理、理解、補足するための「リソース中心」の考え方[2]と、それに基づいた BCP 作成の流れを紹介します。

（1）リソースとは

● 「ヒト」「モノ」「カネ」「情報」

　リソースとは一般的に、何らかの目的を達するうえで必要なもの、助けになるもの、頼りになるものを意味します。したがって BCP におけるリソースとは、事業継続のために必要なもの、助けになるもの、頼りになるものと定義できます。さまざまなものがリソースになり得ます。医療資器材のように物質的なリソースもあれば、そうでないリソースもあります。たとえば、計画や手段といった情報や知識、お金もリソースになります。

　また、身体的能力、問題に対処する際に工夫する能力、専門的技能、あるいは、やる気、頑張りといった人の特性、さらには、利用者や地域からの信頼、評判などもリソースになり得ます。リソースになり得るすべてのものを列挙し、整理するのは大変なので、まずは、既存の BCP 作成ガイドライン等でよく用いられている「ヒト」「モノ」「カネ」「情報」の 4 種類に便宜的に大別しておくことにします。

　この 4 種類以外にも、リソースはその性質や使われ方によっていくつかに分類することができます。

● 実体のあるリソースと実体がないリソース

　まず、リソースの実在性に着目すると大きく2つに分類することができます。1つは「ヒト」や「モノ」といった実体がある実在するリソース、もう1つは「カネ」や「情報」のように実体がないリソースです。ただし、お金や情報も紙幣や硬貨といった交換媒体やハードディスクなどの記録媒体には実体があります。

　実体のあるリソースは災害現象によって損傷する可能性がありますが、実体のないリソースはそれ自体が壊れることはありません。また、人の能力や道具の質・機能のように、それ自体は実体がないけれども、実体のあるものに備わっているリソースもあります。このようなリソースは、実体が損なわれるとそのリソース（質や機能）も損なわれます。また実体が損なわれなくても、使用し続ける、あるいは働き続けることによって、質や機能が劣化する可能性があります。

● 消費されるリソースと占有されるリソース

　さらに、リソースの使われ方に着目すると、異なる分類ができます。まず、薬や衛生材料のように"消費"されるリソースと、道具や施設のように"占有"されるリソースがあります。消費されるリソースは、使われると数量が減少します。一方、占有されるリソースは、使用中はほかの目的に使うことはできませんが、使用後は再度使うことができます。ただし、使い続けることで質や状態が劣化することがあります。

● 利用されるリソースと参照されるリソース

　また、道路、下水道などのライフラインは消費も占有もされずに、その機能が"利用"されるリソースとして区別できそうです。情報は、消費・占有・利用されるものではなく、意思決定や判断のために"参照"されるリソースといえます。

　表2-1に種類と性質によるリソース分類の一覧を示します。ここで理解しておくべきことは、リソースと一言でいっても、いろいろなものがあり、その性質もさまざまである、ということです。後述しますが、これらのリソースはその性質の違いによって、準備しておくべき対策や対応が異なってきます。

(2) リソースの観点から「災害」の再定義

　「リソース中心のBCP」の考え方を理解するためには、災害とは何であるか、特に事業者にとって災害とは何を意味するのかを、改めて理解しておく必要があります。そこで、リソース中心のBCPの説明に先立って、「災害」の意味をリソースの観点から再定義してみましょう。

表 2-1　リソースの種類と性質

			消費する	占有する		利用する	参照する
性質			数量的	数量的	空間的	機能的	認知的
リソース種類	実体あり	ヒト	スタッフ		○			
			利用者		○			
		モノ	消耗品	○				
			非消耗		○			
			施設・設備			○	○	
	実体なし		カネ	○				
			情報					○

● 事業者にとっての災害とは

　一般的に災害とは、自然現象（地震や台風）や人為的な原因（事故やテロ）、疫病などによって、人命や社会生活に被害が生じる事態のことを意味します。一方、物やサービスの提供を目的とする事業者にとっては、地震や事故などによって単にどこかで誰かに、あるいは何かに被害が生じる事態が災害であるわけではありません。事業者にとっての災害・被害とは、災害現象によって事業の継続に支障が出る、あるいは事業が継続できなくなることです。

　さらに、なぜ地震や事故によって事業継続ができなくなるのか、その原因を突きつめると、災害現象によって事業を継続するためのリソース（ヒト、モノ、カネ、情報など）が損なわれたり、必要とされる対応や業務が増えることによってリソースが足りなくなったり、入手できなかったりすることが原因であることがわかると思います。すなわち極言すると、事業者にとっての災害とは、**事業継続のためのリソースが足りなくなる（あるいは、なくなる、入手できない）**ことなのです。

● リソース中心の BCP とは

　リソースの観点から災害を捉えなおすと、たとえば大地震が起きて町中のいたるところに大きな被害が生じたとしても、事業継続をするためのスタッフ、医療資器材、お金などのリソースが十分にあるのならば、その事業者に限っていえば、その大地震は災害ではありません。ただ、いつもどおりに業務を継続するだけです。しかし残念ながら、災害、すなわち、リソース不足を引き起こす何らかの事態は必ず起きます。ですから、そのための準備、BCP が必要なのです。

　リソースの観点から災害を再定義すると、災害時の事業継続のために事業者が準備しておくこと、すなわち BCP で決めておかねばならないことは、事業継続に必要なリソースの不足ができるだけ生じないように、また、実際にリソー

ス不足が生じたときのために、あらかじめ準備しておくことだとわかると思います。

　すなわち、リソース中心のBCPとは、**災害（リソース不足）が起こることを想定した、リソースの確保と、リソースを活用するための手立てを整えておくこと**と定義できます。

　このような観点からBCPを捉えなおすと、既存のBCP作成ガイドラインやマニュアルで示されているさまざまな策定項目やフォーマットも、必ずしもそのように説明、整理はされていませんが、災害時の事業継続に必要となる「ヒト」「モノ」「カネ」「情報」といったリソースを確保、活用するために決めておくべき事項であることがおのずと見えてくるのではないでしょうか。

（3）　リソース中心のBCPの三原則 —— 減らさない・活用する・増やす

　では、リソース確保のために何をどのように準備、計画しておけばよいのでしょうか。

　基本的にほとんどのリソースは、その質や量が「減る」か「増える」かしかありません。そのようなリソースに対して、私たちができることは、「減らさない」あるいは「増やす」ことです。

　災害時の事業継続を考えるうえで、「減らさない」とは、災害現象によってリソースに被害（質や量が損なわれる）が生じたり、利用できなくなったりすることをできるだけ抑えること、そして、備蓄や予備をもってリソースが減らないようにしておくことです。また、「増やす」とは、足りなくなった、あるいは足りなくなりそうなリソースを素早く調達したり、被害が生じたリソースを修理・修復させたりすることです。

　このようにしてリソースが確保できれば、災害時でもそれらを使って何かを行うことができます。一方、何かを行うことによってリソースは減ってしまったり、ほかのことに使えなくなったりしてしまいます。そのため、事業をできるだけ継続させるためには、確保したリソースを、「活用する」ことが求められます。ここでいう「活用する」とは、手元にある限られたリソースを最大限活かすために、節約したり代替したり、業務に優先順位をつけて選択的に使用したりすることです。

　これら**「減らさない・活用する・増やす」の３つの対策・対応をリソース中心のBCPの三原則**と呼ぶことにします。この三原則を適切に実現して、災害時でも必要なリソースを確保することによって、業務をできる限り継続させることが、リソース中心のBCPの目標になります。

(4) リソース中心の BCP の概要

表2-2 は、上記の三原則をさらに 7 項目に細分化して整理したものです。ここに示された 7 項目が、リソース中心の BCP で準備・計画すべき内容になります。言い換えると、事業継続に必要となる各リソースに対してこれら 7 項目を適切に準備・計画することが、リソース中心の BCP 作成で行う作業になります。ただし、これらの 7 項目はあくまでも便宜的な分類なので、リソースの種類によってはすべての項目に当てはまる対策・対応がない場合や、どれか 1 つの項目に分類しにくい場合もあり得ます。

重要なことは、リソース不足が生じないように「減らさない・活用する・増やす」の三原則の観点からできる限りの対策・対応を準備しておくことです。その意味で、この 7 項目は各リソースに対して講じるべき対策・対応が、網羅的に準備、計画されているかを確認するチェック項目として活用することもできます。

以下に、7 項目のそれぞれについて説明します。

● リソース防護——減らさない

災害現象によってリソースが損失したり、リソースが使えなくなったりすることをできるだけ防ぐための対策・対応を指します。たとえば地震の揺れによって壊れないように、キャビネットを固定したり、ケースに入れたりといった対策などが該当します。地震の場合は、発災時、あるいは直後の防護が特に重要

表2-2 「リソース中心」の BCP の全体構成

対策・対応	内容	リソース種類
1. リソース防護	災害現象によるリソースの損失や、リソースが使えなくなることを防ぐための計画	ヒト・モノ・情報（媒体）
2. リソース備蓄	リソース不足が起こらないように、適切に備蓄・予備をもつための計画	ヒト・モノ
3. リソース節約・代替	どのリソースがどの程度節約できるか、どのリソースとどのリソースが代替できるかをあらかじめ把握	ヒト・モノ・カネ
4. リソース選択使用	リソース使用の優先順位づけ（業務トリアージ）や時間短縮、頻度縮小（業務縮減）などに関する計画	ヒト・モノ・カネ
5. リソース調達	迅速にリソースを再調達（購入、受給・受援、自作、等）するための計画	ヒト・モノ・カネ
6. リソース修復	壊れたり、汚れたりして使えなくなったりリソースを迅速に修理・修復するための計画	ヒト・モノ・情報（媒体）
7. 全体管理	各 1 ～ 6 を効率よく行うための計画（体制、方針・指針、等）	—

になりますが、感染症のように長い期間にわたって継続的に防護（感染防止対策）が必要になることもあります。

　リソース防護は「ヒト」や「モノ」といった実在するリソースに必要とされる計画になりますが、「カネ」や情報であっても、紙幣やハードディスクなどの媒体は実在するため、それらの媒体を防護することが必要です。

● リソース備蓄——減らさない

　リソース不足が起こらないように適切に備蓄・予備をもつための対策を指します。リソース備蓄は、医療資器材などの消費されるリソースや占有されるリソースに必要とされる対策です。ほかの対策・対応と同じように無限に準備することはできないので、何をどこまで備蓄する、予備をもつかは、業務の優先度とそれに必要なリソース、予算などを考慮して決める必要があります。

● リソース節約・代替——活用する

　リソース不足、あるいはリソース不足が予想される条件下で手持ちのリソースを最大限活用するために、必要とされる業務の質を考慮したうえでリソース数量を節約したり、ほかのもので代替したりするといった対策・対応を指します。具体的な計画まで落とし込まなくとも、どのリソースがどの程度節約できるか、どのリソースとどのリソースが代替できるかをあらかじめ把握しておくことは有用です。

　なお、「ヒト」は災害時にいつも以上に頑張ることによって、一時的に人手不足を補えることがあります。これも一種のリソースの節約になるかもしれません。確かに実災害ではそうせざるを得ない状況も生じますが、BCP 作成においてはできるだけそのような頑張りに頼らない対策・対応を計画することが大切です。

● リソース選択使用——活用する

　リソース不足、あるいはリソース不足が予想される条件下で業務を継続するために、優先して継続すべき業務に対して選択的にリソースを配分することを指します。このためには、どの業務を優先的に継続すべきか（業務トリアージ）、どの業務がどの程度中断あるいは縮小（業務縮減）しても大丈夫かを事前に整理しておくことが重要です。

● リソース調達——増やす

　リソース不足、あるいは不足が予想される際に、それを解消・緩和するために、リソースを迅速に再調達するための対策・対応を指します。流通の混乱や需要の急激な増加に伴って調達が困難になるリスクを考慮しておく必要があり

ます。新たに購入する手立てを整えておくだけでなく、災害時にはさまざまな物品や資金の支援・支給が行われることがあるので、支援・支給元となり得る自治体や職能団体の連絡先の確認や関連情報の収集など、受援・受給の準備を整えておくことも含まれます。

そのほかにも、工夫次第では周りにあるものを使って作成できるものもあります。調達はほかの対策・対応と同じように、「モノ」だけでなく、「ヒト」や「カネ」も対象に含まれます。

● リソース修復——増やす

壊れたり、使えなくなったりしたリソースのうち、修理・修復が可能なものをできるだけ早く、効率的に修理・修復するための対策・対応を指します。自分たちで修復できるものや、簡易に補修できるものもあれば、業者に依頼しなければならないものもあります。これらを迅速に行うためには、修復に必要なリソースや手順、修理業者の連絡先などを事前に把握しておくことが必要です。

● 全体管理

リソースへのさまざまな対策や対応は、災害下では同時並行に行ったり、状況に応じて臨機応変に行う必要が生じます。また、ほかの対策や対応との関連（タイミングや優先順位など）を考慮しないとうまく実施できないものや、他部署・他組織と連携しなければうまくいかないこともあります。

そのため、計画全体をうまく回すための手順や仕組み・体制を整えておくことも必要です。たとえば、リソース備蓄を適切に行うためには、災害時でもリソース数量の把握や予測といった在庫管理を適切にできるようにしておく必要があります。また、感染症の拡大から「ヒト」を防護するためには、健康管理や感染が判明した場合の連絡・対応体制などを整備しておく必要があります。そのほかにも、スタッフの心のケアや疲労管理などの仕組みも整備しておく必要があります。

2) リソースを中心とした BCP 作成の流れ

本節では、**表 2-2** に示した「リソース中心」の BCP のための各対策・対応を計画する大まかな流れを説明します（具体的な作成方法例：次節参照）。

BCP 作成において重要なことは、作成が義務づけられたからといって、見よう見まねで中身を伴わない計画を形だけ整えることではなく、自分たちの事業所の実状を理解しながら実効性のある対策・対応を一つひとつ確実に準備、計画していくことです。

説明の都合上、順序立てて説明しますが、必ずしもステップ・バイ・ステッ

プで行うことを意図したものではありませんし、そのようにして作成できるわけでもありません。実際には、できるところから部分的に作成しつつ、各ステップを行ったり来たりすることで具体性や網羅性を高めたり、整理したりすることになります。

(1) 重要業務と重要リソースの把握

「リソース中心」のBCPを具体的に作成するためには、どのようなリソース（ヒト・モノ・カネ・情報）があるのかを把握しておく必要があります。特に、それが不足、あるいはないことによって事業継続に大きな支障が出る可能性のある重要リソースを把握しておくことが必要です。

まず、平時の業務でどのようなリソースを使っているのか、そして、災害時の対応で新たにどのようなリソースが必要とされるのかといった観点からリソースを列挙します。一方、リソースは業務や災害対応で必要とされるものなので、業務や対応を先に整理し、そこで必要となるリソースを考えることで列挙することもできます。

実際にBCPを作成する際は、これら2つの方向からアプローチすることでリソースの列挙がやりやすく、網羅性が上がると考えられます。また、**表2-3**に代表的なリソースの分類とその例の一覧を示します。このような分類表を参照しながら、リソースを列挙、整理してもよいでしょう。

(2) リソースリスクの想定

● 損失状況とその原因

災害現象によって生じるリソースへの被害・問題（リソースリスク）を具体的に想定すると、防護計画や修復計画などが立てやすくなります。ここで想定すべき内容は、事業所の周りでどのような災害や被害が起こり得るかといった、いわゆる災害想定にとどまらず、「ヒト」「モノ」「カネ」といった各リソースが災害現象でどのような被害や問題が生じるかといった、リソースに起こり得る損失状況とその原因を想定します。

具体的には、壊れる、濡れる、汚れる、燃える、なくなる、疲労する、感染する、亡くなる、参集できない、といった**損失状況**、それらの被害や問題を引き起こす可能性のある地震の揺れや火災、設備の破損、公共交通機関の不通、といった**原因**などを想定します。リソースリスクを具体的に想定することによって、たとえば、地震の揺れによって壊れるリスクがあるから棚の固定や緩衝材の使用といった壊れることを防ぐ防護対策を行ったり、本来使い捨てるものを節約のために使い続けたり、汚れて使えなくなるリスクがあるから洗って消毒することで使えるようにしたり、といった具体的な修復対策の必要性に気づけたりします。

表 2-3 代表的なリソース分類とその例

分類			例
ヒト	スタッフ	経営者	—
		事務職	経理、ICT・設備
		専門職	看護師、セラピスト、ケアマネジャー
		その他	—
	利用者	利用者・家族	—
モノ	消耗品	医療資器材	医薬品、診療材料、等
		生活用品	トイレットペーパー、ゴミ袋、文房具、タオル、ラップ、等
		食料・飲料水	非常食、ミネラルウォーター、水道水
		燃料	カセットボンベ、プロパンガス、ガソリン、灯油、軽油、等
		電源	電池、バッテリー、非常用発電機
		その他	—
	非消耗品	医療機器	血圧計、体温計、パルスオキシメーター、AED、等
		生活用機器	TV・ラジオ、冷蔵庫、エアコン、懐中電灯、台車、等
		移動手段	自動車、バイク、自転車、電動アシスト自転車
		通信機器・手段	固定電話、FAX、（ノート）PC、スマホ・携帯電話
		その他	—
	施設・設備	建物・部屋	エレベーター、通路、事務所、会議室、等
		ライフライン	上下水道・トイレ、都市ガス、電気、通信・インターネット、公共交通機関、等
		その他	—
カネ	—	現金・預金	人件費、仕入、家賃、通信・水道光熱費、交通費、等
		クレジット	
		その他	
情報	—	紙媒体	連絡先、利用者情報、業務記録、雇用情報、等
		電子媒体	
		その他	

● 災害フェーズによる変化

このようなリソースリスクは、災害フェーズによっても変わってきます。たとえば、「ヒト」を考えると、地震のような急性的な災害現象の場合は、発災直後は、怪我をする、連絡がつかない、公共交通機関が止まって出勤できないといったリスクが想定できます。発災後数日間経つと、不慣れな状況下での対応や時間外での業務を余儀なくされて疲労が蓄積し、体調不良になるといったリスクなども生じてきます。さらに長期的対応を考えると、燃え尽き症候群などによる休職・離職といったメンタル面に起因するリスクも生じてくることが想定できます。

リソースリスクの想定でさらに注意すべきは、たとえば、コロナ禍による感染防止対策で防護服や消毒液が必要になったように、対策や対応を実施するために新規や追加のリソースが必要となる場合です。その際は、それらに対して改めてリソースリスクを想定し、対策・対応を考案する必要があります。また、対策・対応を考案する段階で、重要リソースの存在に気づくこともあります。

（3）　リソース中心の BCP の三原則に沿った対策・対応の考案

　　重要リソースが列挙できたら、**表 2-2** に示した 7 つの対策・対応を考えていきます。リソースリスクが具体的に想定できていたら、それらの対策・対応を立案することはさほど難しくはないでしょう。先述したように、各リソースに対して「減らさない」「活用する」「増やす」という三原則の対策・対応が、不足なく準備できているかを確認しながら進めることが重要です。

　　ただし、必ずしもすべてのリソースに対して三原則の対策・対応が立てられるわけではないので（たとえば、情報は消費・占有されるリソースではないので増やせません）、可能な対策・対応から整備していくことが肝要です。

● 業務トリアージ

　　三原則の「活用する」の中の「リソース選択使用（業務トリアージ）」は、災害時（リソース不足時）に事業を継続するための中心的な対策・対応になるため、BCP において特に重要です。業務トリアージは見方を変えると、"行わない" ことを計画することです。そのため、防護や再調達のように何かを "行う" 対策・対応と内容や性質が異なるので注意が必要です。

　　業務トリアージの目的は、重要業務にリソースの使用を集中し、その他の業務を縮小・中断する（"行わない"）ことによって、限られたリソースを有効に使うことです。

　　業務トリアージを行うために平時にやらなければならないことは、事業所が日々行っている、あるいは災害時に行うであろうさまざまな業務の重要度を、あらかじめ分類しておくことです。

● 業務の重要度分類

　　業務の重要度は、利用者の視点、訪問看護事業者としての使命、地域での役割、法人の中での位置づけ、営利企業としての視点などのさまざまな視点を考慮して、各事業所の事情に合わせて評価する必要があります。特に、災害フェーズによって各業務の重要度は変わってくるため、災害発生からの時間経過を考慮することも必要になります。

　　一方、実際の災害時にどの業務が実施可能か、あるいはどこまで継続可能かは、災害状況（リソース不足状況）によって異なります。そして、自分たちの

事業所がどのような災害に遭遇し、実際にどの程度の被害が出るかは、起きてみるまで誰にもわかりません。また、縮小・中断のやり方は必ずしも一通りではありません（頻度の縮小や総数を減らすなど）。

　そのため、前もって被害状況やその復旧状況を想定し、業務ごとにそれらに対する縮小・中断の内容や程度を細かく決めておくことは、難しいと思われます。

　同じ理由で、想定に基づいた事業影響度評価や事業継続目標を具体的に設定することも、実践的ではありません。むしろ、実際の災害では、刻々と変化する災害状況に応じて臨機応変に対応することが求められるため、状況想定に基づいた縮小・中断のための詳細な計画ではなく、リソース状況に応じて柔軟に、重要度の低いものを中断・縮小しつつ、重要度の高いものから継続あるいは復旧に注力することができるように方針を準備しておくほうがより実践的です。そのための方針が業務の重要度分類です。まずは、業務の重要度あるいは重要度分類を明確にし、その認識をスタッフや利用者間で共有しておくことが大切です。

(4) 必要なリソース量の把握

　重要リソースの把握と業務の重要度の整理を行い、三原則に基づいた対策・対応の立案ができたら、災害時の事業継続の全体像はすでに明確になっていると思います。逆にいうと、この3つの作業がBCP作成の本質になります。さらに実効性の高いBCPにするためには、各業務で必要とされるリソースとその数量を見積もることが必要になってきます。

　業務に必要となるリソースの数量が把握できると、たとえば、備蓄や予備の適切な数量を見積もることができます。また、調達が滞ったときにどの程度の間、重要業務を継続できるか、あるいは重要業務を継続するためにはいつまでに必要なリソースを再調達しなければならないか、さらにはどこまで事業を縮小・中断しなければならないのか、などについて予測ができるようになります。

　こうした予測を事前に行うことは、言い換えると、リソース数量に基づいてBCPの実効性を定量的に評価していることになります。リソースの観点からBCPの実効性の評価を行うことによって、自事業所における災害時の事業継続力の現状を定量的に把握し、それに基づいて足りない対策・対応を追加したり、場合によっては方針や目標を修正したりといった事業継続計画（BCP）の改善のためのPDCAサイクルを回すことが可能になると期待できます。このように、定量的エビデンスに基づいてBCPを改善することは事業継続マネジメント（BCM）の重要な要素です。

● 明確性

　事業や業務といった概念は、人によってイメージが異なり、その単位や区切り方に明確な基準がないため、ある人が1つの業務として括っていることをほかの人は2つに分けて考えていたり、まったく異なる粒度で業務を捉えていたり、といったことがよく起こります。そのため、このような単位や区切りが曖昧な業務を中心にBCPを考えようとすると話がかみ合わなくなったり、話が前に進まなくなったりしがちです。

　一方、リソースは、その多くが数えられたり、量ったりすることができ、単位が明確です。また、知識や技能のように形がなくて数えられるものではなくても、数えられるもの（たとえば「ヒト」）に付随していたりするため、定義やイメージが明確です。そのため、業務を中心に考えるよりもリソースを中心に考えたほうがBCP作成が容易になることが期待できます。また、業務を継続する方策を考えるようにいわれても、どこから手をつけたらよいかわかりにくいですが、リソースを守り、増やし、活用する方策を考えるとなると、具体的な方策も考えやすくなります。

● 共通性

　さらに、リソースに対してとれる対策はどの事業所でも共通して行えることが多いため、他事業所のBCPを模倣すれば容易に作成できることも予想されます。そして、必要なリソースが確保さえできれば、災害時の不慣れな状況下であっても事業を継続することは比較的難しくないはずです。これがリソース中心にBCPを考える利点です。

　一方、ほとんどのリソースはその仕入れ先や電気、通信といったライフライン事業者など、自分たちの事業所以外の組織や企業に大きく依存しています。このようなリソースの外部依存の影響は備蓄によってある程度は抑えることができますが、備蓄だけで災害時に長期にわたって事業を継続することは困難です。このことは災害時の事業継続が一事業所にとどまらない、地域やサプライチェーン全体の問題でもあることを意味しています。

　一足飛びに他事業所・他企業とのBCP連携や地域の活動継続計画の作成とまではいきませんが、自分たちの事業所がどのようなリソースをどの程度他組織・企業に依存しているかを把握しておくことは、そのための大きな一歩になります。

●引用文献
1) 中小企業庁事業環境部経営安定対策室：中小企業BCP（事業継続計画）ガイド：緊急事

態を生き抜くために．平成 20 年 3 月，2008.
〈https://www.chusho.meti.go.jp/keiei/antei/download/bcp_guide.pdf〉

2）Kanno T, et al：Resource-centric business continuity and resiliency planning. Proc 8th
REA Symposium Embracing Resilience: Scaling up and Speeding up: DOI: Kalmar, Swe-
den, 2019. 24-27I. 〈https://doi.org/10.15626/rea8.21.〉

2 方針の策定から計画の策定への 9 Step

BCP は危機的状況が発生した際、事業所が事業継続するための行動計画を示す文書となります。この文書には一般的に、災害時の組織体制や BCP の発動基準に関すること、事業継続において重要な業務および想定されるリスクや具体的な行動手順などが記載されます。

一方、BCM（事業継続マネジメント）は、経営レベルの戦略的活動として位置づけられるもので、BCP 策定や維持・更新、事業継続を実現するための予算・資源の確保、事前対策の実施、取り組みを浸透させるための教育・訓練の実施、点検、継続的な改善などを行う平時からのマネジメント活動です。

これから本項で述べる9つの Step の流れがリソース中心の BCP の作成手順そのものでもあり、BCM の一部でもあります。このことを踏まえ、方針の策定、リスクの分析、対策の検討、研修／演習の計画の策定、BCP の明文化を行っていきましょう。

それでは、ここから実際に9つの Step（**図2-1**）に沿って、具体的に説明していきます。

図2-1　方針の策定から計画の策定への 9 Step とそのポイント

Step	ポイント
Step1：基本方針、推進体制の決定	すべての判断の基本となる方針を検討決定
Step2：自事業所の災害リスクの把握	自然災害の可能性や被害予測、自事業所の危機的状況の把握
Step3：重要業務の選定	平時業務をリストアップ。業務トリアージをして、「継続」となった業務を「重要業務」に選定
Step4：重要業務に必要なリソースの把握	重要業務を行うために「ヒト」「モノ」「カネ」「情報」「利用者」のリソースを把握
Step5：リソースリスクの想定	災害発生後に損失・不足するリスクをリストアップ
Step6：リソースリスクへの対策・対応の検討	災害発生後の時間軸で検討。リスクに対する対策ごとに「減らさない対策・対応」「活用する対策・対応」「増やす対策・対応」の三原則に沿った視点でより具体的に検討
Step7：事業継続計画サマリの作成	今まで検討してきた内容を 1 枚のシートに集約
Step8：事業継続計画上の平時からの取り組み	平時から対策できることへの取り組み
Step9：BCP の明文化	今まで検討してきた平時からの対策と緊急時〜復旧期の対応を事業継続計画として明文化

1）基本方針、推進体制の決定 —— Step 1

　　まず、自事業所の BCP・BCM の根本となる基本方針を決定します。基本方針は、「有事の際にどのような方針で行動するか」について事業所、組織の運営方針や考え方、自事業所・組織として大切にしたい価値観に鑑みて記載していきます。判断に迷った時に立ち返る指針（方針）にもなります。今一度、事業運営を振り返ってみましょう。

　　BCP は事業を継続するための計画であり、方針によって大きく内容が変わってきますので、限られたリソースの中で事業運営をしていくうえで、まず一番に何を守り、事業を続けていくのかについて考え、言語化してみましょう。

　　推進体制は、災害発生時はもとより、平時から意思決定をする機関やフローを明確にしておくためにも検討しておきます。事業所管理者など、責任者を 1 人だけにしてしまうと、その人と連絡がとれなくなった場合に意思決定ができなくなる、事業所の機能が麻痺してしまうというリスクがあります。そのため、組織規模に応じて法人単位、事業所単位で権限委譲のフローを制定するなど、有事の際にもタイムリーな意思決定が行えるような体制を構築しておくことが重要です。

2）自事業所の災害リスクの把握 —— Step 2

　　ここでは、自事業所における災害リスク（リソース欠乏のリスク）を把握しておきます。自事業所の周辺で発生する可能性の高い自然災害（地震、風水害、雪害など）や、自事業所の特性上、発生する可能性の高い危機的状況（サイバーテロ等）、さらにそのような事態になった時に起こりうる被害状況も想定しておきます。

　　自然災害の場合、例えば市区町村が発行するハザードマップを確認してみます。ハザードマップには、地区ごとにどのような被害が起こるかなども記載されているでしょう。何らかの感染症が蔓延した場合はどうでしょうか。訪問に行くスタッフが確保できなくなったり、感染防止物品の調達が必要になったりするでしょう。また、自事業所が活用しているシステムに異常が生じるなどの危機的状況の場合は、どのような業務に損害が出るかなども考えておくとよいでしょう。

　　このように、自事業所の災害リスクについてできる限り想定しておくことが重要です。

3）重要業務の選定 ── Step 3

　ここからはワークシート（**表2-4〜7**）を活用しながら、平時の事業所の業務内容やリソースを把握し、リスクの分析、対応・対策の検討を行っていきます。

　まずは、災害が発生した時に自組織、自事業所の事業を継続するために必要な「重要業務」の選定を行っていきましょう。

　「重要業務」の選定を行うために、**表2-4**を使って、自然災害などが起こっていない「平時業務」をリストアップしていきます。

　このワークシートには、「平時業務」を想起しやすいようにカテゴリを示しています。カテゴリは「訪問看護業務」「記録業務」「請求業務」「スタッフ管理業務」「労務関連業務」「会議・委員会等業務」「物品管理業務」「地域活動業務」「経営管理業務（キャッシュフロー管理）」「その他」を順に挙げています。

　訪問看護事業所では、利用者へのサービスの提供だけでなく、カンファレンスや請求、労務管理等、さまざまな業務があるので、具体的に記載してみるとよいでしょう。

　次に、列挙した「平時業務」を、災害が発生した直後から「72時間以内」「72時間〜1カ月」「1カ月以降」という時間の経過ごとに、「継続」する業務、「縮小」する業務、「中断」する業務と分けてみます（業務トリアージ）。ここで、「継続」となった業務が「重要業務」ということになります。

　業務を「継続」「縮小」「中断」とトリアージしていく時には、以下の視点で判断していくとよいでしょう。

●**事業者として経営・運営していく視点**

　事業所の経営・運営を継続していくために、事業収益を得ていく必要があります。「平時業務」の中で、事業収益に大きく影響のある業務は、「継続」もしくは一時的に「縮小」しながらも継続することが必要となります。

●**訪問サービスを受ける利用者の生活や生命を維持、保護するための視点**

　災害等が発生する前から担当している利用者に対しては、訪問サービスを提供する責任を訪問看護事業所が有しているため、その提供責任を全うすることが必要となります。有事の際に、すべての「訪問看護業務」を平時と同様に提供することは困難なため、事業所の特徴を加味した判断基準で、「訪問看護業務」の「継続」「縮小」「中断」を検討する必要があるでしょう。

●**自事業所が地域の医療・介護資源であるという視点**

表2-4　重要業務の選定

平時業務		業務トリアージ（継続／縮小／中断）		
		72時間以内	72時間-1カ月	1カ月以降
訪問看護業務				
記録業務				
請求業務				
スタッフ管理業務				
労務関連業務				
会議・委員会等業務				
物品管理業務				
地域活動業務				
経営管理業務（キャッシュフロー管理）				
その他				
災害直後追加業務		タイミング		
		72時間以内	72時間-1カ月	1カ月以降

> 訪問看護事業所は、その地域で、医療機関、介護事業所の役割を担うエッセンシャルワーカーでもあります。そのため、できる限り、地域から求められる役割を全うできるよう取り組んでいくことが望まれます。

　次に、災害時に追加で発生する業務（災害直後追加業務）をワークシートの下段に書き込みましょう。そして、ここでは「72 時間以内」「72 時間〜1 カ月」「1 カ月以降」それぞれの発生するタイミングに「○」をつけましょう。この作業を行うことで、災害時追加業務がいつ発生して、いつまで必要なのかを知ることができます。

4）重要業務に必要なリソースの把握 ―― Step 4

　次に、「重要業務」を行うために必要なリソース（ヒト・モノ・カネ等）をリストアップしていきましょう。ここでは、**表 2-5** を活用します。まずは左列に、**表 2-4** で洗い出した「重要業務」を記載していきます。そして「重要業務」ごとに、その業務を行うのに必要なリソースを具体的に記載していきま

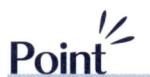

Point

・重要業務ごとにすべてのリソースがあるわけではないため、空欄があってもよいです。重要業務に必要なリソース（ヒト・モノ・カネ・情報・利用者）が何かをそれぞれ考えてみましょう

・リソースごとに具体的に、必要な数量やスキル等があれば、詳しく記載しましょう

表 2-5　重要業務に必要なリソース

重要業務／リソース	ヒト	モノ	カネ	情報	利用者
重要業務：					
重要業務：					
重要業務：					
重要業務：					
重要業務：					
リソースリスクの想定（損失リスク・不足リスク）					

しょう。

　「重要業務」ではどのようなリソースを活用し、災害が発生した後は新たにどのようなリソースが必要になるかという視点でリストアップしていきます。

　例えば、「ヒト」の場合は、どんな資格を持ったスタッフが何人くらい必要か、「モノ」の場合は、どのような種類で量はどのくらい必要かなど、平時の状況を思い返しながら記載してみましょう。

　このステップは、どの種類のリソースがどの程度必要か、について検討する機会となります。検討する中で新しい「重要業務」が出てきたら、行を追加して記載しておくとよいでしょう。

5）リソースリスクの想定 —— Step 5

　「重要業務」を行うために必要なリソースのリストアップができたら、次に「リソースリスク」を想定していきます。ここでいう「リソースリスク」とは、自然災害等の発生後のリソースの損失や不足だけにとどまらず、その原因まで含まれます。それらを想定して**表 2-5** の下部に、リソースごとに具体的に記載してみましょう。

　たとえば、リソースの「ヒト」では、「自然災害が発生してスタッフが参集できない可能性がある」ではなく、「公共交通機関が不通になることで、スタッフが 5 割以上出勤できない可能性がある」など、原因も踏まえてできるだけ具体的に記載するとよいでしょう。

　また、災害発生後からの時間経過の「時間軸」も意識しておきましょう。上記の例は災害発生直後の「ヒト」の「リソースリスク」ですが、災害発生 1 カ月後には、災害対応に伴う身体的・精神的負担から、「過大なストレスによりスタッフが適応障害等になる可能性がある」「バーンアウト等によりスタッフが退職する可能性がある」等が想定できるでしょう。このように、より実効性のある対策・対応を検討するためにも、「リソースリスク」の状況やその原因について、具体性を意識して記載してみることがポイントです。

6）リソースリスクへの対策・対応の検討 —— Step 6

　「リソースリスク」の想定ができたら、次は**表 2-6** を活用し、その「リソースリスク」への対策・対応を検討していきます。

　まず、**表 2-5** で記載した「リソースリスク」を「時間軸」（災害直後、72 時間以内、1 カ月以内、それ以降）に整理して記載しなおしてみましょう。記載しなおしてみることで「時間軸」をより意識でき、また、「リソースリスク」の想定ができていなかった部分にも気づくかもしれません。追加する必要のあ

表2-6　リソースリスク対策

リソースリスク対策		時間軸	リソースリスク：時系列順に記載。ずっと発生していることについては、全列に記載	対策・対応		
				減らさない対策・対応：「防護」「備蓄・予備」	活用する対策・対応：「代替・節約」「業務トリアージ」	増やす対策・対応：「調達」「修復・回復」
体制		直後				
		72 時間				
		1 カ月以内				
		それ以降				
		平時				
リソース	ヒト	直後				
		72 時間				
		1 カ月以内				
		それ以降				
		平時				
	モノ	直後				
		72 時間				
		1 カ月以内				
		それ以降				
		平時				
	カネ	直後				
		72 時間				
		1 カ月以内				
		それ以降				
		平時				
	情報	直後				
		72 時間				
		1 カ月以内				
		それ以降				
		平時				
利用者		直後				
		72 時間				
		1 カ月以内				
		それ以降				
		平時				

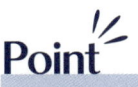

Point

・対策・対応の三原則のどれに当てはまるか悩む場合、まずは思うところに記載してみましょう。そして、何をするため（減らさないため、活用するため、増やすため）にその対策を行うのか、改めて考えてみましょう

・時系列の視点により、追加で気づいたリソースリスクについては、どんどん追記しましょう

・すでに行っている対策・対応はもちろん、取り組めていない対策も記載していきましょう

る「リソースリスク」があればその都度追記していきましょう。

　次に、「時間軸」で分けられた「リソースリスク」ごとに対策・対応を検討していきましょう。ここでは、「（組織）体制」や「利用者」についてもリスクを検討しておきましょう。

　「体制」については、災害発生後に、組織体制がどのような状況になるかを想定し「時間軸」でリスクを列挙します。また、「利用者」についても、災害発生後、事業継続の視点から「利用者」にどのようなことが起こるか想定してみましょう。

　たとえば、災害の「直後」は、災害発生前から担当していた「利用者」の安否の確認ができなくなる可能性があり、「72 時間」では、利用者の死亡・入院・

遠方への避難等によって、訪問サービスが提供できなくなる可能性があります。このような損失・不足のリスクについても検討しておきましょう。なお、平時についてはリスクがありませんので、記載不要です。

　次に、対策・対応を検討していきます。「減らさない対策・対応（防護／備蓄・予備）」「活用する対策・対応（代替・節約／業務トリアージ）」「増やす対策・対応（調達／修復・回復）」の三原則（**2章-1 p.25〜28 参照**）の視点から考えることで、より具体的な対策を考えられるでしょう。「平時」の対策・対応欄には、平時に取り組める対策・対応を記載していきましょう。もちろん、事業継続計画を立案している現段階で準備できていない対策があっても構いません。

7）事業継続計画サマリの作成 ── Step 7

　ここからは、今まで検討してきた内容をまとめた「事業継続計画サマリ」を作成していきましょう。**表2-7** を活用して、リソースの「ヒト」「モノ」「カネ」「情報」の欄に、まず「リソースリスク」を転記していきます。その後、**表2-6** で作成した対策・対応を災害発生「直後」「72 時間」「1 カ月以内」「それ以降」「平時」の時間軸に沿って記載してみます。「体制」「利用者」についても同様に記載していきましょう。なお、リソースリスクを時系列に分けては

表2-7　事業継続計画サマリ

事業継続計画サマリ		リソースリスク[*1]	対策・対応[*2]				平時
			直後	72 時間	1 カ月以内	それ以降	
体制							
リソース	ヒト						
	モノ						
	カネ						
	情報						
利用者							

* 1　「リソースリスク」とは、災害発生後リソースが損失・不足する原因
* 2　減らさない対策・対応：「防護」「備蓄・予備」／活用する対策・対応：「代替・節約」「業務トリアージ」／増やす対策・対応：「調達」「修復・回復」

いませんが、できるだけ発生順序を意識して記載するようにしましょう。

ここまでで、BCP を立案するために、「重要業務」の選定、重要業務に必要なリソースの把握、「リソースリスク」の想定とそれに対する対策・対応の検討を行うことができ、それらを 1 つの「事業継続計画サマリ」としてまとめることができました。

有事の際には、手順を追って取り組むことが困難になるため、このようなサマリとしてまとめておくことで、対策の全体像が把握しやすくなり、発災後の現状把握やその先に何を備えておくべきかの情報・思考を整理する助けとなります。

8）事業継続計画上の平時からの取り組み ── Step 8

BCP は、有事の際に事業を継続するための計画という視点から、有事の際の取り組みが重要視されがちですが、そのためには、平時からいかに有事のリスクを想定し、そのための対策や準備を行っておくことが大切です。

ここでは、リソース中心の BCP の考え方をもとに作成した「事業継続計画サマリ」（**表 2-7**）を参照しながら、平時からの取り組みに着手していきましょう。

（1）事業継続計画内で対策・対応に取り組めていない業務のリストアップ

「リソース中心の BCP」では、リストアップした「平時業務」から「業務トリアージ」により優先度を検討して「重要業務」を選定（Step3）し、次に「重要業務」に必要なリソースを列挙（Step4）して、「リソースリスク」を洗い出し（Step5）、その対策を検討（Step6）します。また、この際に、災害フェーズ、「時間軸」の視点も踏まえて検討を行うことで、より網羅性のある事業継続計画が作成できるようになっています。

「時間軸」としては、災害の「直後」「72 時間」「1 カ月以内」「それ以降」「平時」について、発災直後から時間経過とともに復旧フェーズに移行する中で、それぞれの時期に発生するであろう「リソースリスク」とその対策を記載します。また、「平時」にはこれらの対策を実施するうえで必要となる備え等が記載されます。

ここで検討された対策には、自事業所としてすでに取り組んでいる対策と、現在のところまだ着手できていない対策（この作業の中で新たに見えてきた対策を含む）がありますが、これらに着手していくことが、平時の事業継続計画への取り組みにおいて非常に重要であることはいうまでもありません。ただ、その重要性は感じていても、なかなか行動に移すのは難しい場合もあるでしょ

う。ここでは、それらに取り組むための考え方や進め方について紹介していきます。

　最初の作業としては、「事業継続計画サマリ」で挙げられた「平時の対策」について列挙していき、それらを次の3段階に分類していきます。まずこの作業の中で、平時の対策には何があり、今後何に取り組むべきかが見えてきます。

- ●取り組めている
- ●取り組めているが課題が残る（この場合は、課題部分も記載）
- ●取り組めていない

---

(2) 取り組めていない業務の優先度、期限、担当者の選定

● 取り組めていない業務の優先度の検討

　上記で分類した平時の対策のうち、「取り組めているが課題が残る」もの、「取り組めていない」もの、それぞれの優先度の検討を行っていきます。

　優先度の検討の際、一般的なタスク管理では緊急度と重要度のマトリクスを用いることが多いですが、事業継続計画の取り組みは、災害が発生していない平時では、どれも緊急度は低いものになってしまいます。そこで、ここでは重要度と単純度を用い、重要度は「重要」「重要でない」、単純度は「単純」「複雑」で判定していきます（**図2-2**）。

　ここでいう「単純」とは、取り組みのアクションが単純であるということを指しています。取り組みが何段階ものステップによって達成されるものなどは複雑であり、取り組みの障害が大きく、最初に取り組むものとしては扱いづら

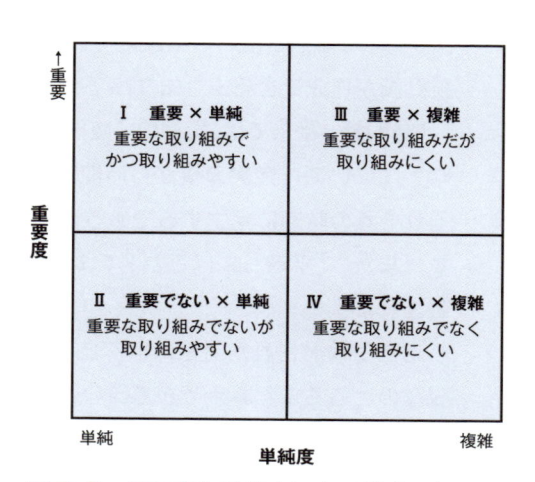

図2-2　重要度と単純度による業務の優先度の検討

く、結局挫折したとなりかねません。

　重要度と単純度の分類ができたら、「重要度が高く単純なもの」「重要度が低く単純なもの」「重要度が高く複雑なもの」「重要度が低く複雑なもの」の順に取り組むと進めやすいと思います。重要度だけの分類であれば、重要度が高いものから取り組むとよいでしょう。

● 取り組みの実効性を高めるための工夫

　それぞれの取り組みについて5W1Hでアクションを記載すると、その実効性をより高めることができます。

　まず、5W1Hとは、いつ（When）、どこで（Where）、だれが（Who）、何を（What）、なぜ（Why）、どのように（How）、という英単語の頭文字を取った要素で、これに沿って情報を整理するというものです。5W1Hを用いて行動をより具体的にすることでアクションが明確になり、実効性が高まるとされています。この作業の中では、5W1Hのうち、特に、いつまでに、だれが、どうやって取り組むのか、また、何の「リソースリスク」に対しての取り組みなのかという項目については記載しておくとよいでしょう。

　平時の対策を確実に実行することが事業継続計画においては非常に重要なポイントになるため、できることからでよいので、平時から1つずつ実行して、事業継続計画を確かなものにしていきましょう。

（3）研修および訓練（研修）計画の作成

　BCPをただの紙切れにしないためにも、研修や訓練を実施することがBCMの視点では重要になってきます。対策を立て準備ができていたとしても、それが全スタッフに周知されなければ、有事の際にどのように実行したらよいかわからず、せっかく立てた対策が意味のないものになってしまいます。また、BCPは限られた人だけが知るものではありません。研修や訓練を行ううえでも、ある程度の権限を委譲して、たとえ担当者不在であっても機能するものであることが必要です。

　なお、BCPのすべてを全スタッフが理解しておくことは困難ですので、研修や訓練の計画を作成するうえでは、まず全スタッフが理解し行動すべき項目の選定が重要になります。

　そのような視点で考えていくと、発災直後は指示がなくても、スタッフ自身が考え行動しなければなりません。したがって、発災直後の行動、対策については全スタッフが理解しているよう、発災した時に組織がどのように情報を発信し、個々人がどのように行動するのか、明確に取り決めて周知をしていく必要があります。この周知の過程では、知識と情報を提供する研修と、実際の発災を想定した訓練を実施していきます。

9）BCP の明文化 —— Step 9

　　ここまで検討してきたリソースの視点を踏まえ、BCP に関する要素をここから具体的に文章化し、文書にまとめていく作業を行っていくわけですが、その方法は次項で詳しく述べていくこととします。

3 事業継続計画（BCP）の策定

1）BCP の明文化の方法
—— 一般社団法人全国訪問看護事業協会「自然災害発生時における業務継続計画（BCP）—訪問看護ステーション向け—」を参考に

一般社団法人全国訪問看護事業協会「自然災害発生時における業務継続計画（BCP）—訪問看護ステーション向け—」（以下、事業協会 BCP）は、前項で述べた「リソース」と「時間軸」、および9つの Step に沿ったリソース中心の BCP（**p.25～33**）と同様の考え方で構成されています。そのため、この事業協会 BCP をひな型として、より具体的に記載していくことで、各事業所の特色を踏まえた BCP が完成します。

本項では事業協会 BCP の「総論」「平常時の対応」「緊急時～復旧における事業継続にむけた対応」「地域・他組織との連携」という構成に沿って、具体的に各項目の意味や記載方法について説明していきます。

(1) 総論

事業協会 BCP の総論は、「基本方針」「推進体制」「リスク把握」「優先業務の選定」「災害情報の把握」「研修・訓練の実施、BCP の検証・見直し」で構成されています。ここから BCP の根幹となる方針や体制、リスク情報、重要業務、情報収集源、研修および訓練体制について、全体の方針が理解できます。

● 基本方針・推進体制について

「基本方針」「推進体制」は BCP の方針の軸になるため、最初に記載されています。前項の Step1（**p.36**）で検討した内容を記載しましょう。

● リスク把握について

次に事業所周辺の地域特性を知るため、「リスク把握」について記載します。ここでは前項の Step2「自事業所の災害リスクの把握」（**p.36**）でリストアップした内容を盛り込んでいきます。ハザードマップを添付する場合には、別の場所に保管するのではなく、データ添付、画像添付、資料添付など、BCP 内ですぐにアクセスできる方法で用意しておきましょう。

● 優先業務の選定について

　ここでいう「優先業務」とは、リソース中心の BCP における「重要業務」（**p.31~32**）と同義です。したがって、前項で述べた考え方をもとに抽出された重要業務を記載していきます。

● 災害情報の把握について

　災害時にはまず正確な情報、タイムリーな情報の把握が非常に重要となります。有事の際に、情報を探すために右往左往することは、意思決定の遅延に伴う被害の増大や間違った情報による間違った意思決定に繋がる可能性があります。そのようなことがないよう、必要な情報がどこにどのように発出されるのかを平時から調べて、アクセスしやすいように列挙しておきましょう。

　そうしておくことで、有事の際に素早く、正確な情報収集を行うことができるほか、情報源を調べる過程そのものが災害知識の習得にも繋がります。

● 研修・訓練の実施、BCP の検証・見直しについて

　「研修・訓練の実施、BCP の検証・見直し」では、研修や訓練は何をいつ行うのかや、BCP をいつ見直すのかについて記載します。前項 Step8 の「研修および訓練（研修）計画の作成」（**p.45**）でリストアップした研修や訓練について、机上の空論にならないように、BCP にも示しておきましょう。

(2) 平常時の対応

　ここでは、リソースである「人的資源」「物的資源」「財務資源」「情報資源」「利用者」について、平常時に把握しておくこと、取り組むべきことをそれぞれ記載していきます。前項 Step6 の「リソースリスクへの対策・対応の検討」（**p.40~42**）、または「事業継続計画サマリ」（**p.42 表 2-7**）で「平時」に記載した項目を参考にします。まずは、最も重要なリソースであるといえる人的資源について検討していきましょう。

● 人的資源

　人的資源については、指示命令系統を明確にし、有事の際に誰がどのように動くかについての認識をすり合わせます。また、災害別に事業所内外での避難場所・避難方法についても確認しておきます。ここでは、「リスク把握」の内容を踏まえ、地域特性に応じた災害リスクを参考にするとよいでしょう。

　自事業所の人的資源に生じうるあらゆる問題を想定して、その対応策について記載しておきましょう。リソース中心の BCP の作成においても繰り返し行いますが、リソースリスクを想定しておくことは、具体的で効果的な対策を立てるうえで非常に重要です。

● 緊急連絡（安否確認）の方法について

　発災時にいかに早く、正確にスタッフの安否確認をするかはその後の事業運営に多大な影響を与えることになります。そのため、安否確認の方法はしっかりと考えておきましょう。

　検討する際には事業所の特性（スタッフの特徴や事業所のICT化の状況など）を踏まえて、できるだけ平易で素早くできる安否確認方法を決定し、その周知を徹底しましょう。

● 職員の参集基準について

　参集基準とは、どのような状況の場合に誰が事業所に集まるのか、または集まらなくてよいのかという基準です。この基準を決めておけば、有事の際に連絡を取らなくても、スタッフが招集について自ら判断できます。また、家族に要配慮者がいるスタッフは集まらなくてよいなどと判断できるように、スタッフと共有しておくことも必要です。

● 職員のシフト調整等のリスクと対策について

　人的資源（ヒト）のリソースリスクでは、職員のシフト調整等のリスクも想定されたのではないでしょうか。それらに関する問題を洗い出し、対応策を検討しておきます。ここでは、災害時に何が理由となって出勤できなくなりそうか、そのリスクについて、例えば被災後何日間でどのくらいの人数が出勤できるかなど、状況等を具体的に記載しておきます。

　さらに、1日目、3日目、7日目にどのくらいのスタッフが出勤できるかについても把握しておくことで、発災後の人的資源がどの程度充足あるいは不足するかがより具体的に想定できます。それらとともに、シフト調整の原則についても検討し、記載しておくとよいでしょう。

● 労務管理上で生じるリスクと対策について

　発災後は限りあるリソースで運営していくため、過重労働になりがちで、中長期的に見た時に心身の不調をきたすことがあります。連続勤務にならないよう、週1日は必ず休みをとるなど、想定されるリスクに対して、事前に意識しておくべきルールや対策などを明記します。

　事業協会BCPの例も参考にしながら、災害時に起こりうる労務管理上の問題点、およびその対策が取られているか、また、それが就業規則等に明記されているかなど検討していきます。さらに、災害時の労働災害となるリスクについても想定し、記載しておきましょう。

● 物的資源

　物的資源については、前項の 9 Step を検討する上で自事業所の特徴を踏まえたさまざまな対策・対応が出てきていると思います。それぞれのポイントに沿って順番に検討、記載していきましょう。

● 建物・設備の安全対策について

　まず、地震への備えとして、耐震基準や什器の落下、家具の転倒等のリスクを想定し、その対応策を記載していきます。

　また、風水害への対策については、設備のひび割れによる浸水リスク、暴風雨による窓や屋外設備へのリスク等を確認し、必要な対策を検討しましょう。事業所の立地状況によっては、雪害等の対策も必要です。

● 停電や断水の際の対策について

　電気が止まった場合の対策については、電源が必要な設備の確認、電源確保対策の視点で列挙していきましょう。停電により業務に支障が出る製品は何か、停電時でも環境が維持できる方法がないかなども検討します。

　また、水道が止まった場合の対策については、飲料水や生活用水の確保の視点で記載します。飲料水については、1 人あたり 1 日 2L を目安に 3 日分の備蓄をしておきましょう。消費期限も考慮し、買って終わりではなく、中長期的な管理、ローリングストックについても検討しておきましょう。

● 移動手段が使用不能の際の対策について

　職員が参集でき人的資源が確保できたとしても、移動手段が途絶されてしまった場合は訪問サービスを提供できなくなるため、移動手段は訪問看護の重要リソースの 1 つです。

　地域特性や自事業所の特性を踏まえて、移動手段が途絶するリスクと対策を記載します。また、対策を講じたとしても、移動手段が使用不能になった場合にどうするかという点についても検討しておきましょう。

● 通信手段やシステムが麻痺した際の対策について

　通信は、どの事業所でも、発災後の情報集約、情報伝達において重要なものになりますので、平時から利用している手段が途絶した場合にどのように連絡を取り合うかについて対策を検討し、記載しておきましょう。

　次に、看護記録や勤怠管理等で使用しているシステムが停止した場合の対策について検討します。システムが停止しても最低限の業務が行えるように、バックアップ方法やアナログでの記録管理方法、クラウド管理の方法等を検討しておきます。また、浸水をはじめとした物理的なリスクによるシステムの停止を

防ぐ手段も講じておきましょう。

● 必要品の備蓄について

　自事業所の特性やリソースリスクに合わせて、必要な備蓄品を記載していきましょう。前記の飲料水や生活用水だけでなく、備蓄を考える際には生活備蓄と医薬品・衛生用品・日用品に分けて検討します。後者については平時から1カ月にどの程度利用するかを把握し、有事の際に仕入れができなくなることを想定して、ストックしておく量を決めます。誰が在庫管理を行うのかも含めて、明記しておきましょう。

● 関連業者の連絡先について

　ライフラインやシステム管理会社、不動産会社等の業者についても、有事の際に連絡することが想定されます。連絡先探しに時間を要することがないように、平時からサポートデスクや担当者の情報を一覧にまとめて、BCPにも記載しておきましょう。

● 財務資源

● 資金手当てについて

　まず、自事業所の1カ月分の事業運転資金、事業が中断した場合の入金予測、災害に備えた資金手当てについて、それぞれ把握します。

　リソースリスクに対する対策を立てるにも、現在の事業所の情報、状況を正確に把握しておくことが大切なので、この点はしっかり記載しておきましょう。特に、災害に備えた資金手当てについては、現預金はもちろん、火災保険や地震保険等の加入状況、その内容についても把握しておき、必要に応じて内容の見直しも検討しましょう。また、保険証書等の重要書類がすぐ確認できるように、保管情報も記載しておきましょう。

● 資金の確保・手配や支払いのやりくりに関する対策・対応について

　次に、資金の確保・手配として、融資や助成金、補助金の情報について把握しておきます。有事の際にはさまざまな支援制度等が出るので、こういった制度を有効に活用していくことも事業継続の上では重要になってきます。一方で、有事の際に一から調べる余裕はなかなか持てないので、前例から学び、過去の災害時に発出された支援制度や、それらの情報へのアクセス方法等についても記載しておきます。

　また、支払いのやりくりの対策・対応として、有事の際にも給与支払いや固定費支払いなどが滞りなく行えるような体制構築を検討しておきます。

● 事業収入減少に関する問題の想定と対応について

有事の際には、さまざまな理由で売上が減少するリスクを伴います。まずは現状の事業運営にどの程度の資金が必要で、そのための業務量がどの程度になるかを把握します。

さらに、有事の際に行ったイレギュラーな対応は、後々の売上につなげるために必ず記録に残すことを、記録方法を含め記載しておきます。有事の際には、どうしてもボランタリーな活動になりがちですが、後から補助金や助成金などの交付を受けられることもあります。その際に実績として業務を評価してもらえるように、実施した訪問看護サービスや対応は必ず記録に残しておきましょう。

● 情報資源

● 連絡先一覧等の作成

自事業所の情報、職員の連絡先、利用者の連絡先について、それぞれ一覧等を作成しておきましょう。職員については、氏名、住所、連絡先だけでなく、本人の健康状況、家族の状況、緊急連絡先、災害時の出勤有無等についても記載しておくことで、有事の際の参集状況の予測把握にも役立ちます。なお、スタッフの入退社等人事情報に変更があったタイミングで更新を行い、常に最新の情報にしておきましょう。

また、利用者の連絡先一覧については、氏名、連絡先、住所だけでなく、主治医、担当ケアマネジャー、医療機器の使用状況や家族の介護の状況等も含めて記載しておくことも検討しましょう。情報が古くならないように、更新方法についても明記しておきましょう。

● 利用者

ここでいう利用者とは、現在事業所で担当している利用者だけでなく、被災後対応するであろう利用者も含まれます。これら利用者に生じる問題を想定し、その対応策について検討します。

● 利用者の安否確認方法の検討、生活し続けられる状況の構築・個別支援計画の作成

まず、発災前から事業所で担当している利用者の安否確認方法を検討、発災後も生活し続けられる状況の構築、個別支援計画の作成について検討していきます。ここでは利用者の個別支援計画等をすべて転記するのではなく、3日以上自立して生活できる仕組みの調整、人工呼吸器を装着している利用者等の個別支援計画の作成、福祉避難所等への入所の可能性も視野に入れた開設者等の確認など、個別支援計画を作成する状況を明記し、現状の利用者に対して作成

のアクションができているか確認しておきます。

● 災害時の訪問看護サービスの取り扱いの契約時の説明

　利用者との契約時に、有事の際には予定通り訪問できない場合もある旨をきちんと説明し、契約書に記載しておきましょう。

● 被災後の新規利用者の獲得のための対応策

　被災時は、発災前から担当していた利用者の入院や死亡、訪問可能範囲外への避難などにより、利用者が減少する可能性があります。そこで、新規利用者（新規顧客）を獲得するために、受け入れ可否の判断基準等を検討しておくことが必要です。

　また、避難所や福祉避難所等への訪問看護の提供、さらに自治体からの要請で新たな役割等を担う可能性もあり得るため、そうした状況も想定し、自事業所のある地域の行政機関等と連携をとっておくことが大切です。

（3）緊急時～復旧における事業継続にむけた対応

　平時と同様に、リソースである「人的資源」「物的資源」「財務資源」「情報資源」「利用者」について必要な情報や、取り組むべきことをそれぞれ記載していきます。

　前項で述べた「リソースリスクへの対策・対応の検討」（**p.40~42**）、または「事業継続計画サマリ」（**p.42 表2-7**）で「直後」「72時間」「1カ月以内」「それ以降」の項目を参考に記載していきます。発災時以降の行動やその場の状況を踏まえて判断していくために、必要な情報をまとめておく項になります。有事の際にはここを見て行動することになるため、すみやかに判断、行動できるよう情報を集約しておきましょう。

● 体制
● BCP発動基準

　発動基準は、有事の際にそれを災害と認定して、BCPを発動するための基準です。発動基準がないと、初動対応が遅れるリスクになるため、どのような状態になったらBCPを発動するのかを明確にしておきましょう。

● 緊急時体制の決定

　発動基準が明確になったら、緊急時体制の決定を行います。ここでは、有事の際の管理体制と会議体について記載しておきます。管理者が不在になることも想定されるため、その場合の代替者も明記しておきましょう。

● 災害時対応体制

ここでは、緊急時から事業復旧の中で必要な役割や担当部署、担当者等を決めます。チームや委員会として動く場合もあるため、事業所の管理体制に応じて記載していきましょう。

● 対応拠点

事業所が機能しない状態になる可能性もあるため、第2、第3の拠点となる場所も記載しておきます。災害の状況によりますが、安全かつ機能性の高い場所を検討しましょう。

● 重要業務の継続

体制および拠点に関する検討ができたら、重要業務の継続について記載します。ここでは、「事業継続計画サマリ」（**p.42，表2-7**）を参照して、何の業務について行動していくのかについて時系列に沿ってまとめておきます。

● 人的資源

● 安否確認と参集

職員名簿を踏まえて、発災時のスタッフの安否情報と状況（現在の居場所等）、訪問中の場合の利用者の状況、参集に関する意向など、必要な情報について記載できるような記録用紙を準備しておきます。職員名簿については、「平時業務」として適宜更新できるようにしておきましょう。

● 避難場所・避難方法の決定、職員の管理

避難場所・避難方法についても、スタッフ間で必ず共有しておきましょう。

また、職員の出勤状況、出勤率、勤務シフトについては、発災直後の実際の出勤状況や出勤率、シフト状況を記録できるよう、記録用紙を添付しておきましょう。さらに、長期間帰宅できない職員が発生する状況も考慮して、休憩・宿泊場所の候補を挙げ、記載しておきましょう。

● 物的資源

建物等の破損箇所の点検をするために、建物・設備でリスクとなりうる点をリストアップした確認シートを作成しておきましょう。発災時はこれに沿って設備点検を行うよう共有しておくことで、もれなく確認ができ、火災や漏電といった二次被害を防ぐ行動につなげることができます。

次に、通常の移動手段、通信手段、備蓄品の状況をそれぞれ確認し、それぞれ代替案の選択、復旧対応案を検討します。また、事業所の復旧のためには業者への連絡・対応が必要になります。ここでは意思決定や確認の視点から、こ

れらの項目が記載できていればよいでしょう。

● 財務資源

　発災直後ではなく、発災1カ月前後〜復旧期に実行していきます。災害の影響に伴う収支状況、経営計画の再作成、また補助金・融資等への対応、給与や固定費等の支払状況をそれぞれ確認していきます。

● 情報資源

　職員情報、利用者情報は随時更新します。また、災害時には事業所からの情報発信（関係機関、地域、マスコミ等への説明・公表・取材対応）も重要な視点となります。その手段や発信先など、平時から方針を定めて記載しておきましょう。

● 利用者

　利用者の情報を集約するシートを作成しておき、安否確認の際に使用します。利用者名や安否情報だけでなく、その後の住まいの情報、生活状況などが記載できるようにしておきます。特に、住まいの情報については、被災後の利用者の状況がわからなくならないように把握しておくことが重要です。

　また、利用者が死亡または避難所へ行く等により顧客が減少する可能性があるため、被災後の経営状況の回復を見据え、新規利用者の獲得を行っていくことは重要です。事業所の稼働状況に応じた新規利用者の受け入れや、場合によっては新規依頼元等の可能性についても検討しておきます。

(4) 地域・他組織との連携

● 地域の連携体制の構築

● 地域多職種連携

　近隣の訪問看護ステーションや多職種の事業所等と、平時からネットワークを構築しておきます。また、地域多職種で連携関係のある機関のリストを作成しておきます。業種や事業を超えた団体のネットワーク、近隣の訪問看護ステーション同士のネットワーク、ペアステーションのようにお互い助け合うような運営方針のある組織のネットワークなどもわかるよう、分けて記載しておきましょう。

● 訪問看護部会・職能団体等

　訪問看護部会・職能団体等の役割の確認とネットワークづくりを行います。特に、行政機関や地域の訪問看護部会（訪問看護ステーション協議会等）、職能団体が災害時にどのような役割を担うか、また災害時にどのような方針で対

応するかを平時に確認します。

● 利用者をめぐる関係者

利用者をめぐる関係者の役割を確認し、ネットワークを構築します。例えば災害時の個別支援計画や災害時対応を記載した居宅サービス計画書をもとに、行政・関係事業所等との連携体制や各組織の役割を確認します。

● ネットワークを生かした対応

緊急時〜復旧においては、平時から構築してきたネットワークを生かして対応していく必要があります。地域全体で作成される BCP の発動状況の確認、行政および訪問看護ネットワーク、多職種ネットワーク等による情報共有の活用、自事業所から地域に向けた情報発信など、それぞれ確認しておきましょう。

● 受援体制の整備

災害時は自事業所や利用者に対してさまざまな支援を受ける可能性があるため、その受援体制の整備について記載しておきます。

● 事前準備

被災時に相互に連携し支援し合えるように検討した事項や今後準備すべき事項などを記載します。支援には個人や医療従事者（災害医療派遣チームDMAT、日本赤十字社等）によるボランティア、行政・各種支援団体による物資提供、近隣事業所からの応援などさまざまなパターンがあるため、支援を受けやすい体制を検討し、整備していきます。

● 利用者情報・職員情報の整理

利用者・職員等について、援助を受ける際に情報提供できるように整理しておきます。

● 地域への災害支援

発災後、自事業所が先立って復旧した場合は、周囲の事業所や避難所等へ災害支援に入る可能性があります。そのための対応体制についても検討しておいたほうがよいでしょう。例えば、地域の災害福祉支援ネットワークで協議内容等を確認し、災害派遣福祉チームとして登録するか検討しておきます。また、緊急時派遣では何ができるかを判断します。

派遣先の例としては、地域住民に対する支援、福祉避難所への支援（近隣の福祉避難所およびその開設者も確認しておく）のほか、訪問範囲地域の避難所や他事業所、行政機関への支援等が考えられます。自事業所のある地域の行政

機関等と相談しつつ検討していきましょう。

●引用・参考文献
・一般社団法人 全国訪問看護事業協会：令和 2 年度厚生労働省老人保健事業推進費等補助金 老人保健健康増進等事業 訪問看護事業所の質の確保に向けた自己評価を支援するための研究事業：自然災害発生時における業務継続計画（BCP）―訪問看護ステーション向け―, 2020. https://www.zenhokan.or.jp/wp-content/uploads/r2-1-3s.docx

2）BCP 作成の実際
――ケアプロ訪問看護ステーション東京を例として

事業所の概要（2025 年 1 月現在）
●開設年｜2012（平成 24）年
●所在地｜東京都中野区・足立区
●開設主体｜株式会社（営利法人）在宅医療事業のほかに予防医療等を実施
●職員数｜1 事業所当たり　看護師 20 名、理学療法士 5 名、作業療法士 2 名、事務職 1 名（常勤 23 名・非常勤 5 名）
●利用者数｜約220 名／月　●訪問件数｜1700 ～ 1900 件／月　●在宅看取り｜40～60 件／年
●併設施設｜居宅介護支援事業所（中野ステーション併設）
●連携施設｜地域の基幹病院・クリニック・特定機能病院・居宅介護支援事業所
●通勤手段｜公共交通機関 5 割・自転車 2 割・徒歩 2 割・その他 1 割
●訪問範囲／訪問手段｜ステーションより 5 km 圏内／自転車 9 割・バイク 1 割
●ステーションの特徴｜24 時間緊急時訪問看護／機能強化型訪問看護ステーションⅠ／看護体制強化加算Ⅰ算定ステーション
●スタッフの特徴｜常勤割合 8 割以上、未就学児の子育て世代が 3 割以上と多く、近隣在住のスタッフ半数
●利用者の特徴｜ターミナル・神経難病等医療依存度の高い利用者が多い
●事業所がある地域の災害の特徴｜東京都中野区・足立区ともに、人口密集地域であり、首都直下型地震の発生や風水害の発生、数センチの積雪で雪害となる可能性があります。特に、足立区には荒川があり、豪雨により氾濫すると、多くの住民が被害を受けることになります
●事業継続上の方針｜ ・自社の被害を最小限にとどめ、速やかに復旧する ・スタッフと家族を守る、負傷者、犠牲者を出さない ・地域の福祉サービスの 1 つとして、その状況に対して適切に事業運営を継続する

（1）重要業務の選定

● 「平時業務」の整理

　まず、重要業務の選定を行うため、平時の業務を**表 2-4** のカテゴリーに沿って整理していきます。「訪問看護業務」では、「訪問看護サービス」と「サービス担当者会議・退院カンファレンスなど多職種カンファレンス」を挙げ、さらに「訪問看護サービス」を人工呼吸器の管理やストマの交換、褥瘡の処置等の医療処置や医学的管理などを行う「医療処置関連等」、また慢性疾患管理や生活状況・介護状況のモニタリングなどの「健康生活状況観察」、そして「内服管理等」「リハビリテーション」と分けて記載しました。なぜなら、サービス

表 2-8　ケアプロ訪問看護ステーション東京における重要業務の選定

平時業務		業務トリアージ　（継続／縮小／中断）		
		72時間以内	72時間-1カ月	1カ月以降
訪問看護業務	訪問看護サービス（医療処置関連等）	継続	継続	継続
	訪問看護サービス（健康生活状況観察）	縮小	継続	継続
	訪問看護サービス（内服管理等）	縮小	継続	継続
	訪問看護サービス（リハビリテーション）	中断	縮小	縮小
	サービス担当者会議・退院カンファレンスなど多職種カンファレンス	中断	中断	縮小
記録業務	訪問看護記録の作成	継続	継続	継続
	計画書・報告書の作成・送付	中断	中断	中断
請求業務	請求業務・実績入力確認・レセプト送付	縮小	縮小	継続
	入金の確認や売掛金	縮小	縮小	継続
	集金	中断	中断	縮小
	請求書、領収書の作成、送付	中断	中断	縮小
スタッフ管理業務	スタッフのメンタルフォロー	継続	継続	継続
	教育・研修	中断	中断	中断
労務関連業務	給与計算、支払い	中断	縮小	継続
	採用活動	中断	中断	中断
	勤怠管理：出退勤状況、休暇状況、残業状況等の管理	継続	継続	継続
会議・委員会等業務	運営会議・経営会議・管理者会議	継続	継続	継続
	ステーション内カンファレンス（情報共有・申し送り）	縮小	縮小	縮小
	係・委員会活動	中断	中断	縮小
物品管理業務	固定物品の管理（車、自転車、バイタルグッズ、端末）	縮小	継続	継続
	消耗品管理・調達	縮小	縮小	縮小
	掃除・整頓	中断	縮小	継続
地域活動業務	他機関との連携・調整（FAX、電話、メールなど）	縮小	縮小	縮小
	地域の活動・連絡会・行政の会議・外部の会議	中断	縮小	縮小
経営管理業務（キャッシュフロー管理）	キャッシュフロー経営管理	中断	継続	継続
	経営数字の予実管理	中断	継続	継続
	入金の確認や売掛金	縮小	縮小	継続
その他				

災害直後追加業務		タイミング		
		72時間以内	72時間-1カ月	1カ月以降
	災害対策本部発足、運営	○	○	○
	スタッフの安否確認	○		
	建物の被災状況確認	○		
	利用者の安否確認	○		

の内容によって、優先度はもちろん、訪問回数の頻度や訪問者の変更など、発災後の対応が変わると考えたからです。

　続く「記録業務」から「その他」まで各項目を記載していきますが、そうして事業所の業務を改めて細分化してみると、平時から多様な業務を行っていることが可視化できます。

● 「業務トリアージ」の検討

● 時間軸と優先度による判断

　次に、自然災害等が発生した直後から「72 時間以内」「発災後 72 時間〜1 カ月」「1 カ月以降」のタイミングで業務を「継続／縮小／中断」するか判断する「業務トリアージ」を行っていきます。業務トリアージではまず「中断」する業務から始めて、「継続」「縮小」へとトリアージを進めます。中断は、先送りしてよい業務ともいえるため、ある意味明確であり、トリアージが比較的容易と考えられます。発災直後から時間の経過を想定しながら、どの業務をどの程度行う必要があるかを考え判断していきました。

　とはいえ、業務トリアージは、運営・経営、利用者の生命維持・健康の維持、地域のニーズや自事業所に求められていることなど、さまざまな視点からの判断が必要とされ、難しい部分もあります。そのため、2 拠点ある事業所の所長をはじめとする管理者会議を開催し、災害時を想定しながら各業務の吟味を行いました。結果、災害時にこの業務がどうなるか、一時的に中断可能か継続すべきか、または何らかの方法で縮小しながら継続すべきかなどの視点で考えることができました。発災時にはその時々の情報に合わせた意思決定が必要になります。そのため、平時から考えておくことで、発災後のシミュレーションや訓練にも繋がると考えます。

● 当事業所の場合

　当事業所では、医療処置関連等の訪問看護サービス、訪問看護記録の作成、スタッフのメンタルフォロー、勤怠管理、組織方針の意思決定を行う管理者会議は、「継続」にしています（**表 2-8**）。72 時間後〜1 カ月の間には、「中断」していたさまざまな訪問サービスについても、時間を短くする、回数を少なくするなどの方法で「縮小」しながらも再開できるようにしたいと考えています。さらに、給与計算や給与支払いは平時より簡易化し、「縮小」して継続する方針です。災害時には、訪問サービスが減少するなどで収入が途絶することも考えられるため、発災後 1 カ月以内には、キャッシュフロー管理も再開していきたいと考えています。

　このように、業務トリアージを行った後で「継続」となった業務が「重要業務」と考えています。

　災害直後には、平時には行わない業務が発生することもあるため、それらの業務についても想定し記載します。当事業所では、災害対策本部の発足や運営、職員の安否確認、利用者の安否確認、建物の被災状況の確認等の業務を想定しました。さらに、これらの業務が発生するタイミングも事前に確認しておきます。

(2) 重要業務に必要なリソースの把握とリソースリスクの想定

重要業務の次に、必要なリソースを検討し、記載していきます（**表2-9**）。1章で述べたように、経営資源である「ヒト」「モノ」「カネ」「情報」に加え、「利用者」の項目が設定されています。このことは訪問看護事業所におけるBCPの大きな特徴といえるでしょう。訪問看護事業所にとっての「利用者」は、商品である訪問サービスの提供先ですが、利用者を守るという責任や事業運営の目的にも関わってくるため、「ヒト」や「モノ」に内包されないリソースの視点なのです。

表2-9　重要業務に必要なリソース

重要業務／リソース	ヒト	モノ	カネ	情報	利用者
訪問看護サービス（医療処置関連）	対応可能スタッフ3割くらい	移動手段：自転車 訪問に必要な衛生資材 スタッフの生活備蓄 スタッフの休憩場所		利用者情報/連携機関情報	対象となる利用者
訪問看護記録の作成		記録用紙・記録ソフト・PC			対象となる利用者
スタッフのメンタルフォロー	サポートできるスキルをもつ人材				
労務管理（勤怠管理：出退勤状況、休暇状況、残業状況等の管理）	労務管理担当者	勤怠管理・残業管理シート		スタッフ情報	
運営会議・経営会議・管理者会議	意思決定ができる権限者	記録		正確な災害情報、被害情報 正確な利用者情報	
請求業務・実績入力確認・レセプト送付	レセプトができるスタッフ1～2名	請求ソフト・請求書類・訪問看護記録・PC		災害等の状況に応じた請求方法や取り扱いに関する情報	訪問看護サービスを提供する利用者
給与計算、支払い	給与計算・支払できるスタッフ	PC	現金（最低1カ月分）		
キャッシュフロー管理	経営管理担当者	管理シート	固定支出の支払いができる現金がある	財務情報	訪問可能な利用者
リソースリスクの想定（損失・不足リスク）	・公共交通機関を利用しているスタッフが出勤できない ・要配慮者を持っているスタッフが出勤できない ・死亡や障害によりスタッフが出勤できない ・専門的なスキルを持ったスタッフが出勤できない	・移動手段が損失し代替手段が確保できない ・医療資機材の破損、汚染 ・医療資機材の入手困難（受容過多による、確保ルート途絶による） ・請求方法（ICT/記録用紙等）が確保できない ・労務関連の管理シートが管理できない	・利用者の死亡（入院）／利用者が避難所に行く（引っ越す）で訪問サービスを提供できず収益が得られない ・記録が存在しないことにより請求できない ・現金・預金がなくキャッシュフローが滞る	・電子カルテの破損 ・PC等の情報管理電子機器が使用できない ・情報を記載した用紙の紛失	・電力等の停止で医療機器が使用できなくなる ・食料品や衛生資材等がなくなる ・介護サービスが十分に受けられない ・倒壊や浸水、その他のリスクがある住居

● 重要業務ごとのリソースの検討

　重要業務ごとのリソースを検討し記載していくことで、重要業務を構成するリソースの種類と内容が把握できます。

● 「訪問看護サービス（医療処置関連）」について

　ここでは、医療処置や医学的管理のある利用者に訪問看護サービスを行うためのリソースを検討しました。「ヒト」では、利用者の割合からスタッフ全体の3割程度が必要と考え、「モノ」として、訪問の移動手段である自転車や訪問時に使用する衛生資材のほか、この重要業務を担うために欠かせないスタッフの生活備蓄や休憩場所の確保についても記載しました。さらに「情報」では、利用者の住所や生活状況、連携先等がそれぞれ必要になります。

● 「運営会議・経営会議・管理者会議」について

　「運営会議・経営会議・管理者会議」では、意思決定ができる権限を持つ管理者である「ヒト」、意思決定を行うための正確な災害情報や被害情報、正確な利用者情報などの「情報」が必要になります。

● 「請求業務・実績入力確認・レセプト送付」について

　「ヒト」では、レセプト業務全般ができるスタッフが1名以上、「モノ」では、レセプト業務を行う請求ソフト・請求書類・訪問看護記録および電源やPC、「情報」では、災害等の状況に応じた請求方法や取り扱いに関する情報の確保がそれぞれ必要になります。

● リソースリスクの想定

　重要業務と必要なリソースについて検討後、リソースリスクの想定を行います。リソースリスクとは、単に「自然災害が発生すること」や、それにより「重要業務を遂行するために必要なリソース（ヒト・モノ・カネ等）にどのような問題が生じるか」ということではなく、「なぜそのような問題が生じるか」という原因を想定しておくことです。BCPでは、こういった原因に対していかに対策するかの検討が重要となるため、自事業所の特徴を加味しつつ想定していきます。

● 「ヒト」のリソースリスクについて

　当事業所では、公共交通機関を利用しているスタッフが多いため、自然災害等により出勤・退勤ができなくなる可能性や、家族に要配慮者（未就学児の子など）がいるスタッフも多いことから、それらを「ヒト」のリソースリスクとして挙げています。また、大規模事業所であることから、多くの業務を役割分

担して遂行しているため、専門的な業務を担うスタッフが出勤できず代替も不可能な場合、重要業務が滞るリスクもあります。

- 「カネ」のリソースリスクについて

利用者の入院や避難所からの転出・死亡等によって訪問サービスが提供できなくなること、また訪問サービス等を提供できてもその記録が存在しないことでレセプト等の請求ができないことや、現金・預金がないことでキャッシュフローが滞ること等をリスクとして挙げました。

- 「情報」のリソースリスクについて

電子カルテの破損による利用者情報・関係機関情報の損失、PC等の使用不能によるスタッフ情報の損失、また情報を記載した用紙の紛失による損失等が起こることも想定されます。

- 「利用者」に生じるリスクと対策

電力等の供給停止で医療機器が使用できなくなること、食料品や衛生資材等がなくなること、介護サービスが十分に受けられないこと、住居に倒壊や浸水その他のリスクがあること等により、安全な生活が継続できなくなることが想定されました。

(3) リソースリスクへの対策・対応の検討

次にリソースリスクへの対策を**表2-10**に記載します。発災からの時間軸に応じて、いつどのようなリスクが発生するかを考え、どのタイミングでどのような対策・対応を講じたらよいかを考えねばなりません。

より具体的にイメージすることで、ここまで考えつかなかった新たなリソースリスクが想定されることもあるため、その際には追加で記載します。

● 「体制」に生じるリスクと対策

厳密には「（組織）体制」はリソースではなく、重要業務のカテゴリーのような位置づけですが、事業運営をしていく上での意思決定を行う場でもあり、これが機能しないと発災後のすべてのリスクに関わるため、最重要項目として別扱いで記載し、リスクを検討していきます。

当事業所では、「指揮命令系統の担当者が死亡する」「連絡手段が把握できず連携が取れない」「対策本部の発足がなされない等により、意思決定が行えない」「タイムリーな決断ができない」「情報収集が行えない」というリスクが考えられました。

これらはおよそ発災直後に生じるリスクですが、その対策・対応は時間軸に

表2-10　リソースリスク対策

リソースリスク対策		時間軸	リソースリスク 時系列順に記載。ずっと発生していることについては、全列に記載	対策・対応		
				減らさない対策・対応:「防護」「備蓄・予備」	活用する対策・対応:「代替・節約」「業務トリアージ」	増やす対策・対応:「調達」「修復・回復」
体制		直後	・指揮命令系統の担当者が死亡する ・連絡手段が把握できず連携が取れない ・対策本部の発足がなされない（意識がない、優先順位が劣後になる）等により、意思決定が行えない、タイムリーな決断ができない、情報集約が行えない		・発災時速やかに管理者で連絡を取り合い、災害対策本部の発足 ・上記の後に、全スタッフに第一方針を発信 ・随時情報共有	
		72時間			・情報を踏まえて、重要業務のラインの決定	
		1カ月以内				・毎日～毎週の会議体を設置。期間を伸ばすタイミングは状況判断で考えるが、最初は毎日のMTGから始める
		それ以降				・毎週～毎月の会議体を設置
		平時		・指示命令系統の明確化 ・管理者が死亡した場合の時点の担当者の検討 ・意思決定以外の権限の委譲範囲の明確化 ・平時業務のリストアップ・重要業務の洗い出し ・事業所周辺の災害予測状況の把握 ・事業所周辺の道路（幹線道路等）の状況の把握 ・避難場所、避難所の確認および周知 ・アクションカードの作成		
リソース	ヒト	直後	・公共交通機関を利用しているスタッフが出勤できない。 ・要配慮者を持っているスタッフが出勤できない。 ・死亡や障害によりスタッフが出勤できない。	・重要業務の選定 ・安否確認ルールの運用 ・スタッフの安否確認の実施 ・出勤可能スタッフの確認 ・出勤不可能スタッフの状況の把握		
		72時間	・専門的なスキルを持ったスタッフが出勤できない。	・出勤状況は必ず記録に残す ・出勤スタッフの宿泊場所、休憩場所の確保	・安否不明者、出勤不可能なスタッフの対応の決定	・出勤スタッフ人数次第で、応援スタッフを他法人事業所へ依頼し確保
		1カ月以内	・心身の疲労による適応障害等、就業継続不能状態	・適切な労務管理 ・発災1カ月前後で面談やアンケートを入れ、スタッフの不安を聴取、要注意スタッフがいないか確認しておく		・法人内でのリソース確認 ・他事業所との連携、確認
		それ以降	・バーンアウト等による、退職	・スタッフのメンタルフォロー		・直後に出勤できなかったスタッフが中長期的に出勤できないのかの確認、評価 ・人的リソースに沿った事業計画変更の確認

表 2-10　リソースリスク対策（続き）

リソースリスク対策		時間軸	リソースリスク 時系列順に記載。ずっと発生していることについては、全列に記載	対策・対応		
				減らさない対策・対応：「防護」「備蓄・予備」	活用する対策・対応：「代替・節約」「業務トリアージ」	増やす対策・対応：「調達」「修復・回復」
リソース	ヒト	平時		・携行カードの作成 ・スタッフの生活状況・災害時出勤可能状況の把握 ・シフト調整のマニュアル化 ・担当業務のマニュアル化 ・就業規則で雇用条件等の明確化 ・災害時にも活用できる労務管理フォーマットの作成（誰でも使えるデザイン）		・平時から有事の際の法人内でのフォロー体制を構築しておく ・有事の際の地域での連携体制について定めておく
	モノ	直後	・移動手段が損失し代替手段が確保できない ・医療資機材の破損、汚染	・インフラ状況の把握 ・生活備蓄の確認（出勤者の状況と在庫数の照合） ・衛生資材の確認 ・予備バッテリーの確保・使用	・移動手段（自転車）が使用可能か道路状況等も含め確認 ・移動手段（自転車）が難しい場合は、車やバイク、徒歩等代替を決定 ・使用する PC 等の電子機器の選定と決定 ・電気系統の省エネ対策	・生活備蓄の確認（出勤者の状況と在庫数の照合）
		72 時間	・医療資機材の入手困難（需要過多による、確保ルート途絶による）	・電気の確保・調達 ・移動手段の確保	・衛生資材の調達が間に合わない場合には代替手段の検討	・生活備蓄の調達（区役所・避難所へ問い合わせ） ・衛生資材の調達（避難所へ問い合わせ）
		1 カ月以内	・請求方法（ICT/記録用紙等）が確保できない ・労務関連の管理シートが管理できない			・生活備蓄・衛生資材の調達経路の確立 ・建物の復旧作業者へ連絡、復旧修復作業
		それ以降				
		平時		・建物設備の安全対策の点検整備 ・停電時無停電装置、予備バッテリーの配備 ・生活備蓄 ・ハードディスクの管理 ・医療資機材の備蓄	・自転車の代替としてレンタカー等の登録 ・稼働させる PC 等の決定（明確化）	・生活備蓄・衛生資材の調達ルートの明確化、複数ルートの確保 ・復旧作業業者の情報の集約
	カネ	直後				
		72 時間	・記録が存在しないことにより請求できない	・可能な限り訪問看護を継続する		・対応したことはすべて記録に残しておく。（電話対応含めて） ・電子カルテが動かない場合は紙の記録用紙へ記載
		1 カ月以内	・利用者の死亡 ・利用者が避難所にいく、引っ越す ・預金がないと倒産してしまう	・事業収入の事業稼働ラインの計算・確認		・レセプトの記載・入力方法の決定（電子カルテの代替手段を決定） ・レセプト請求の実施 ・利用者請求の実施
		それ以降	・訪問が減ると発災2カ月目から収入が減少する	・訪問サービスの提供量（供給可能量）の利用者がいるか確認し、不足している場合は、新規利用者の獲得	・損害状況に応じて、保険請求対応を行う	・助成金・補助金等の情報収集・申請 ・訪問サービスの提供量（供給可能量）の利用者がいるか確認し、不足している場合は、新規利用者の獲得 ・訪問サービス以外の収入を得る方法の検討実施（福祉避難所への支援等）

リソースリスク対策		時間軸	リソースリスク 時系列順に記載。ずっと発生していることについては、全列に記載	対策・対応		
				減らさない対策・対応:「防護」「備蓄・予備」	活用する対策・対応:「代替・節約」「業務トリアージ」	増やす対策・対応:「調達」「修復・回復」
リソース	カネ	平時		・平時のキャッシュフローの把握 ・1カ月程度の現預金の確保 ・損益分岐点の明確化、計算方法の明確化	・災害時の損害保険対応の内容の確認	・紙記録用紙の準備 ・融資・補助金・助成金情報の収集先の確認整理
	情報	直後		・ICT 関連の接続状況の確認 ・電子機器の破損確認 ・紙媒体で保管しておいた情報の確認	・ICT が使用できない場合に、代替手段によるコミュニケーション	・災害情報の収集開始
		72 時間	・電子カルテの破損 ・PC 等の情報管理電子機器が使用できない ・情報を記載した用紙の紛失			
		1 カ月以内				
		それ以降				
		平時		・自事業所の情報作成・紙媒体としての保管 ・職員連絡先一覧の作成・紙媒体としての保管 ・利用者の連絡先一覧の作成・紙媒体としての保管 ・関係機関連絡先一覧の作成・紙媒体としての保管	・電話がつながらない場合、インターネットが使えない場合の対応について検討しておく	・災害情報の確認方法を明確にしておく ・管轄区や部会等での情報交換手段を明確にしておく
利用者		直後	連絡手段等の途絶による外部との利用者の安否の不明	・利用者の安否確認の実施	・直接訪問する以外でのサービス提供（支援）方法の検討・実施	
		72 時間	電力等の停止で医療機器が使用不可・食料品や衛生資材等の不足・介護サービスの中断・居住地の倒壊や浸水またそのリスクにより生活の破綻	・訪問が必要な利用者へ優先度を検討 ・優先度の高い利用者への訪問サービスの実施 ・利用者の居住地・状況のモニタリング	・生活が困難な利用者に対して避難所や福祉避難所への避難の調整や支援	
		1 カ月以内	利用者の生活の継続困難	・利用者のサービス関係者と情報共有・連携		
		それ以降				
		平時		・利用者個別の避難計画の立案、指導、共有 ・契約時に災害時の訪問看護サービスの取り扱いについて説明、契約書に明記		

沿って変化していくため、それぞれについて検討し記載しました。

● 「ヒト」のリソースリスク対策

● 「減らさない対策・対応」について

　一定のレベルに達した自然災害発生直後には、安否確認ルールを運用して、被災状況にかかわらずスタッフの安否確認を迅速に実施、出勤可能なスタッフの確認、出勤可能スタッフの状況把握などを行います。並行して、あらかじめ選定しておいた重要業務の見直しとトリアージを行います。安否確認情報を含

め、把握した情報に基づき随時見直しを行います。

　発災後 72 時間には、出勤状況を記録に残し、一部のスタッフが帰宅困難となることを考慮し宿泊や休憩する場所を確保します。

　発災後 1 カ月以内では、適切な労務管理の上、スタッフへの面談やアンケートによって不安を聴取し、注意深くフォローアップする必要があります。

　当事業所では、平時から災害時の就業意向について聴取し把握しています。これにより、災害時、スタッフの出勤数が予測できるため、重要業務の継続に必要なリソースをどの程度確保できるか計画が立てやすくなります。また、シフト調整の方法やルールをマニュアル化しておき、災害時におけるオーバーワークを避け、長時間や連続勤務にならないようにする必要があります。当事業所のような大規模事業所では、担当業務が細分化されているため、スタッフが長期的に出勤できない場合の対策・対応として、担当業務のマニュアル化や誰でも使えるデザインの労務管理フォーマットの作成、また就業規則で雇用条件等を明確にしておくことなども挙げられます。

● 「活用する対策・対応」について

　安否不明者や出勤不可能なスタッフへの対応方法について、発災後 72 時間で決定するようにあらかじめ取り決めています。

● 「増やす対策・対応」について

　スタッフの安否状況に関する情報が出そろってくるであろう 72 時間頃から、出勤できるスタッフの人数に応じて、他の事業所へ応援を依頼するなどし、スタッフ数を確保することを検討します。1 カ月以内には、法人内でのリソースの状況を見直し、他事業所と連携して情報を共有します。

　1 カ月以降では、発災直後より出勤できなかったスタッフが、今後も中長期的に出勤不可能か確認・評価します。人的リソースの状況に沿って事業計画を見直し、変更も視野に入れて対応すべく検討します。

　有事の際にこれらの対応ができるよう、法人内でのフォロー体制や地域での他法人との連携体制について、平時から検討しておくことが重要です。

● 　「モノ」のリソースリスク対策

● 「減らさない対策・対応」について

　発災直後は、インフラや生活備蓄、衛生資材の確認、予備バッテリーの確保といった現状の把握が主になります。発災後 72 時間では、電気の確保・調達、移動手段の確保等が挙げられますが、平時から、建物・設備の点検整備や停電時無停電装置、予備バッテリーの配備等が必要です。

　また、スタッフが帰宅困難となる場合等を想定して、飲料水・非常用トイレ・

非常食・防寒シート・懐中電灯など、最低限の生活備蓄の準備をしておく必要があります。さまざまな情報を保存しているハードディスクの管理や医療資機材の備蓄も、対策・対応として考えます。

● 「活用する対策・対応」について

発災直後に、普段使用する移動手段（自転車・バイク）が道路状況等も含め使用可能か確認し、難しい場合は、車や徒歩等代替手段を決定する必要があります。また、PC 等の電子機器は使用する台数を制限し、電気系統の省エネ対策をします。

平時の対策として、移動手段の代替となるレンタカーの登録を行っておいたり、電力などの供給が途絶えた場合に稼働させる PC 等を決定しておいたりする必要があります。

なお、発災後 72 時間には、衛生資材の調達が間に合わない場合の代替手段の検討を開始します。

● 「増やす対策・対応」について

発災直後は生活備蓄の数量などを確認し、72 時間以内に生活備蓄や衛生資材の調達をしていきます。1 カ月以内に生活備蓄や衛生資材の調達経路を確立させる必要があります。また、建物の復旧作業業者への連絡や復旧修復作業も必要です。

平時から、生活備蓄・衛生資材の調達ルートを明確化することや、複数ルートを確保しておくことが重要です。復旧作業業者の情報も集約しておきます。

● 「カネ」のリソースリスク対策
● 「減らさない対策・対応」について

発災後 72 時間頃より、可能な限り訪問を再開・継続します。1 カ月以内に被災状況を考慮した事業収入の稼働ラインを再計算し、事業計画の修正などを検討します。そのためにも、平時からキャッシュフローの把握を行い、1 カ月程度の現預金を確保しておき、損益分岐点やその計算方法の明確化を試みます。

訪問看護事業の特性上、提供した訪問サービスをレセプト請求し振り込みが行われるのは約 2 カ月後です。発災した場合でも、2 カ月間は発災前のサービス提供分の入金がされるため収入を確保できますが、3 カ月以降は災害の影響を受けます。発災後に訪問サービスが中断・縮小している場合など不測の事態が生じた場合は収益が減少するため、たとえば 1 カ月程度の現預金を確保しておくだけでも、賃金ショートを防ぐことができます。融資を得るためにも、ある程度の期間的余裕は必要です。

- 「活用する対策・対応」について

　1カ月を超えてから、損害状況に応じた保険請求を行います。平時から損害保険の内容を確認しておくことが重要です。

- 「増やす対策・対応」について

　利用者の安否確認等を含むすべての訪問サービス（電話のみも含む）について、記録に残しておきます。災害救助法などにより、自然災害発生後の利用者へのサービスの取り扱いが緩和・変更された前例があるためです。

　電子カルテが使用不可になった場合でも、1カ月以内に、レセプトの記載・入力方法を決定し、レセプト請求業務を行います。また、利用者請求の実施、助成金や補助金の最新情報の収集・申請を行う必要があります。

　このため、平時から、簡易的に実績記録を記載できる記録用紙のフォーマットの作成や、方法について検討しておくことも、災害時のレセプト請求を滞りなく行うために重要な対策と考えられます。また、融資や補助金・助成金に関する情報収集のため、どこを確認すべきか等、情報収集先を整理しておく必要があります。

● 「情報」のリソースリスク対策

- 「減らさない対策・対応」について

　当事業所ではICTによる情報管理をしているため、発災直後にはまずシステム関連の接続状況や電子機器の破損状況などの確認が必要です。なお、電子機器が使用できない場合、保管している紙媒体の中から情報収集を行うことになります。そのため、平時から最低限の情報はICT関連だけでなく紙媒体でも管理し、紛失・消失しないようにしています。

- 「活用する対策・対応」について

　発災直後にICTが使用できない場合を想定し、平時より代替案について検討しておきます。

- 「増やす対策・対応」について

　災害時には正しい情報が何より大切になるため、発災直後から随時情報収集を行っていきます。情報を迅速に収集するためにも、平時から災害情報の確認方法を明確にしておきます。

● 「利用者」のリソースリスク対策

● 「減らさない対策・対応」について

　発災直後は担当する利用者の安否確認を実施し、72時間以内に訪問が必要な利用者の優先度を検討し、順次訪問サービスを実施していきます。また、災害の状況によって利用者の居住地が変化する可能性があるため、最新状況のモニタリング等も行い、ほかのサービス関係者とも情報共有・連携を行います。平時から利用者ごとに個別の避難計画を立案し、利用者に合わせた指導を関係者全員と共有しておきます。また、契約時に災害時の訪問看護サービスの取り扱いについて説明し、契約書にも明記しておく必要があります。

● 「活用する対策・対応」について

　直接訪問する以外のサービス提供（支援）方法を検討・実施します。自宅での生活が困難な利用者に対しては、避難所への移動や福祉避難所への転居の調整や支援も行います。

（4）事業継続計画サマリの作成

　ここまでのステップでは、平時の業務から重要業務を選定し、必要なリソースとそのリスクを抽出、リスクへの対策・対応について検討してきました。次に、体制・リソース（ヒト・モノ・カネ・情報）・利用者ごとにリスクをまとめ、発災直後からの時間軸とともに対策・対応を記載し、全体を概観できる「事業継続計画サマリ」（**表2-11**）を作成していきます。

　「事業継続計画サマリ」を作成しておくと、自事業所においてどのようなリスクがあるのかが俯瞰でき、また、発災の「直後」から「72時間」「1カ月以内」「それ以降」と時間の経過に伴いどのような対応をすべきかが明確になります。また、発災直後からリソースの損失・不足を最小限にしながら、事業の継続を目指して対応していくため、「平時」から取り組んでおくべきことが明確になります。

● 発災の「直後」から「72時間」までの対策のポイント

● 「直後」において

　発災直後、当事業所では速やかに管理者同士が連絡を取り合いながら、災害対策本部を発足し、指揮命令系統を明確にします。そして、スタッフの安全を第一に安否確認を実施し、出勤可能なスタッフを確認します。加えて、確保できたスタッフが安全に訪問サービスを提供することが可能かを判断するために、自転車での移動は可能か、不可能ならどうすればよいか等を検討していきます。

　同時に、平時から準備していた生活備蓄や衛生資材の備蓄状況、およびイン

表 2-11　事業継続計画サマリ

事業継続計画サマリ		リソースリスク*1	対策・対応*2	
			直後	72 時間
体制		・指揮命令系統の担当者が死亡する ・連絡手段が把握できず連携が取れない ・対策本部の発足がなされない（意識がない、優先順位が劣後になる） 等により、意思決定が行えない、タイムリーな決断ができない、情報集約が行えない	・発災時速やかに管理者が連絡を取り合い、災害対策本部の発足 ・上記の後に、全スタッフに第一方針を発信 ・随時情報共有	・情報を踏まえて、重要業務のラインの決定（業務トリアージ）
リソース	ヒト	・公共交通機関を利用しているスタッフが出勤できない ・要配慮者を持っているスタッフが出勤できない ・死亡や障害によりスタッフが出勤できない ・専門的なスキルを持ったスタッフが出勤できない ・心身の疲労による適応障害等、就業継続不能状態 ・バーンアウト等による、退職	・重要業務の選定 ・安否確認ルールの運用 ・スタッフの安否確認の実施 ・出勤可能スタッフの確認 ・出勤不可能スタッフの状況の把握	・出勤状況は必ず記録に残す ・出勤スタッフの宿泊場所、休憩場所の確保 ・安否不明者、出勤不可能なスタッフの対応の決定 ・出勤スタッフ人数次第で、応援スタッフを他法人事業所へ依頼し確保
	モノ	・移動手段が損失し代替手段が確保できない ・医療資機材の破損、汚染 ・医療資機材の入手困難（需要過多による、確保ルート途絶による） ・請求方法（ICT／記録用紙等）が確保できない ・労務関連の管理シートが管理できない	・インフラ状況の把握 ・生活備蓄の確認（出勤者の状況と在庫数の照合） ・衛生資材の確認 ・予備バッテリーの確認・使用 ・移動手段（自転車）が可能か道路状況等も含め確認 ・移動手段（自転車）が難しい場合は、車やバイク、徒歩等代替手段を決定 ・使用する PC 等の電子機器の確認決定 ・電気系統の省エネ対策 ・生活備蓄の確認（出勤者の状況と在庫数の照合）	・電気の確保・調達 ・移動手段の確保 ・衛生資材の調達が間に合わない場合には代替手段の検討 ・生活備蓄の調達（区役所・避難所へ問い合わせ） ・衛生資材の調達（避難所へ問い合わせ）
	カネ	・記録が存在しないことにより請求できない ・利用者の死亡 ・利用者が避難所に行く、引っ越す ・預金がないと倒産してしまう ・訪問が減ると発災 2 カ月目から収入が減少する		・可能な限り訪問看護を継続する ・対応したことはすべて記録に残しておく（電話対応含めて） ・電子カルテが動かない場合は紙記録用紙の記載
	情報	・電子カルテの破損 ・PC 等の情報管理電子機器が使用できない ・情報を記載した用紙の紛失	・ICT 関連の接続状況の確認 ・電子機器の破損確認 ・紙媒体で保管しておいた情報の確認 ・ICT が使用できない場合に、代替手段によるコミュニケーション ・災害情報の収集開始	
利用者		・連絡手段等の途絶による外部との利用者の安否の不明 ・電力等の停止で医療機器が使用不可 ・食料品や衛生資材等の不足 ・介護サービスの中断 ・居住地の倒壊や浸水、またそのリスクにより生活の破綻 ・利用者の生活の継続困難	・利用者の安否確認の実施 ・直接訪問する以外でのサービス提供（支援）方法の検討・実施	・訪問が必要な利用者への優先度検討 ・優先度の高い方への訪問サービスの実施 ・利用者の居住地・状況のモニタリング ・生活が困難な利用者に対して避難所や福祉避難所への転居の調整や支援

＊1　「リソースリスク」とは、災害発生後リソースが損失・不足する原因
＊2　減らさない対策・対応：「防護」「備蓄・予備」／活用する対策・対応：「代替・節約」「業務トリアージ」／増やす対策・対応：「調達」「修復・回復」

対策・対応*2		平時
1カ月以内	**それ以降**	
・毎日～毎週の会議体を設置。期間を伸ばすタイミングは状況判断で考えるが、最初は毎日のMTGから始める	・毎週～毎月の会議体を設置	・指示命令系統の明確化 ・管理者が死亡した場合の時点の担当者の検討 ・意思決定以外の権限の委譲範囲の明確化 ・平時業務のリストアップ・重要業務の洗い出し ・事業所周辺の災害予測状況の把握 ・事業所周辺の道路（幹線道路等）の状況の把握 ・避難場所、避難所の確認および周知 ・アクションカードの作成
・適切な労務管理（防護） ・発災1カ月前後で面談やアンケートを入れ、スタッフの不安を聴取、要注意スタッフがいないか確認しておく ・法人内でのリソース確認 ・他事業所との連携、確認	・スタッフのメンタルフォロー ・直後に出勤できなかったスタッフが中長期的に出勤できないかの確認、評価 ・人的リソースに沿った事業計画変更の確認	・携行カードの作成 ・スタッフの生活状況・災害時出勤可能状況の把握 ・シフト調整のマニュアル化 ・担当業務のマニュアル化 ・就業規則で雇用条件等の明確化 ・災害時にも活用できる労務管理フォーマットの作成（誰でも使えるデザイン） ・平時から有事の際の法人内でのフォロー体制を構築しておく ・有事の際の地域での連携体制について定めておく
・生活備蓄・衛生資材の調達経路の確立 ・建物の復旧作業業者へ連絡、復旧修復作業		・建物設備の安全対策の点検整備 ・停電時無停電装置、予備バッテリーの配備 ・生活備蓄 ・ハードディスクの管理 ・医療資機材の備蓄 ・自転車の代替としてレンタカー等の登録 ・稼働させるPC等の決定（明確化） ・生活備蓄・衛生資材の調達ルートの明確化、複数ルートの確保 ・復旧作業業者の情報の集約
・事業収入の事業稼働ラインの計算・確認 ・レセプトの記載・入力方法の決定（電子カルテの代替手段を決定） ・レセプト請求の実施 ・利用者請求の実施 ・スタッフへの給与支払い	・訪問サービスの提供量（供給可能量）の利用者がいるか確認し、不足している場合は、新規利用者の獲得 ・損害状況に応じて、保険請求対応を行う ・助成金・補助金等の情報収集・申請 ・訪問サービスの提供量（供給可能量）の利用者がいるか確認し、不足している場合は、新規利用者の獲得 ・訪問サービス以外の収入を得る方法の検討実施（福祉避難所への支援等）	・平時のキャッシュフローの把握 ・1カ月程度の現預金の確保 ・損益分岐点の明確化、計算方法の明確化 ・災害時の損害保険対応の内容の確認・紙記録用紙の準備 ・融資・補助金・助成金情報の収集先の確認整理
		・自事業所の情報作成・紙媒体としての保管 ・職員連絡先一覧の作成・紙媒体としての保管 ・利用者の連絡先一覧の作成・紙媒体としての保管 ・関係機関連絡先一覧の作成・紙媒体としての保管 ・電話がつながらない場合、インターネットが使えない場合の対応について検討しておく ・災害情報の確認方法を明確にしておく ・管轄区や部会等での情報交換手段を明確にしておく
・利用者のほかのサービス関係者と情報共有・連携		・利用者個別の避難計画の立案、指導、共有 ・契約時に災害時の訪問看護サービスの取り扱いについて説明、契約書に記載

フラや電子機器の作動状況を確認していきます。常に、対応した状況を記録に残しつつ、最新の災害情報の収集に取り組みます。もちろん、できる限り利用者の安否確認を行い、人的リソースであるスタッフを確保します。

● 「72時間」において

発災から72時間が経過する頃には、災害情報や、リソースの確保状況等の情報を収集・更新しながら、重要業務を選定していきます。意思決定・方針決定が可能な会議体を定期的に設け、現状に即して判断していきます。

「ヒト」については、出勤スタッフの安全が確保できるように宿泊・休憩場所を確保すると同時に出勤不可能なスタッフの状況についても確認します。スタッフが少ない場合は同法人内はもちろん、ほかの法人や部会、協会などへ応援を依頼することも検討します。

「モノ」についてはインフラを含め、移動手段や生活備蓄、衛生資材など、あらゆるモノの調達を開始します。利用者に対しては、安否確認に続き現在の生活状況や居住状況のモニタリングを行い、優先度の高い利用者から必要な訪問等のサービスを再開していきます。生活の継続が困難な場合は、避難所や福祉避難所への転居の調整や支援をします。

● 「72時間」経過から「1カ月以内」および「それ以降」の対策のポイント

1カ月以内には、適切な労務管理を行い、スタッフの心身の疲労を予防しつつ、あらゆるモノを調達できるルートを見出すことも重要です。また、提供した訪問サービスに対するレセプト等の請求業務やスタッフへの給与支払いについても滞らずに行わなければなりません。

そして、経営状況の把握や今後の見通しも含め、事業収入の稼働ラインを計算しておく必要もあります。訪問サービスの提供量（供給可能量）に比する利用者数かどうかを確認し、不足している場合は、新規利用者の獲得も検討しなければなりません。

さらに、訪問サービスに限らず、福祉避難所への支援等、事業の継続を念頭に置きながら、地域のニーズに合わせて活動していくことも必要でしょう。また、災害の規模により、1カ月以降には、事業継続支援の助成金・補助金等の情報収集や、それらの申請を行うことも検討していく必要があります。

⑸ 事業継続計画上の平時からの取り組みと BCP の明文化

ここまで、前項で述べた9Stepに沿って、リソース中心のBCPの考え方を用い、**表2-8〜10**のワークシートを活用しながら事業継続計画の内容を検討し、「事業継続計画サマリ」（**表2-11**）にまとめることができました。改め

てさまざまな対策と対応がわかりましたので、ここから災害時における BCP の明文化を行っていくわけですが、まず大切なことは、リソースの損失や不足が起こるような場合に対策が講じられるよう、平時から取り組みを行っておく必要があるということです。

　当事業所でも、事業所内での運用とスタッフ全員への周知、ほかの部署等との共有など、すべての対策ができているわけではありませんでした。そのため、事業継続計画を立案する中で、取り組めていない項目をリストアップし、その中から優先度を設定し、期限や担当者を決定していく必要がありました。

　まずは、優先度が高く取り組みやすい項目から担当者を決めていきましたが、取り組めていない項目を管理者や担当者だけで行うのではなく、災害委員会が担当したり、管理者が担当したり、事務部門が担当したりとそれぞれ分担しています。

　また、事業継続を念頭に置いたスタッフ全員を対象とした研修・訓練については、まだ行えていないので、よりいっそう力を入れて取り組んでいきたいところです。

　当事業所では、今まで想定してきたリソースリスクやそれに対する対策・対応、運用等をまとめた BCP について、全国訪問看護事業協会の「自然災害発生時における業務継続計画（BCP）―訪問看護ステーション向け―」を参考に、平時の対策と発災後の対応に分けて記載しています。その中で、リソースごとに対策や対応を記載し、電子媒体と紙版の両方で閲覧できる形態を構築するよう意識しています。

　BCP は作って終わりではなく、研修、シミュレーションを行い、"使える" BCP として日々取り組み、アップデートし続けていくことが重要です。風水害や地震・雪害・パンデミックなどあらゆる災害が起こるたびに、BCP を運用しながら、振り返りを行い、試行錯誤を繰り返し、より適切にバージョンアップし続けていきたいと考えます。

4 事前対策および教育・訓練の実施

1） 研修・訓練の意義

（1） 研修の意義

● 研修の重要性

　研修は教育と言い換えることもできます。管理者や策定に携わった人々のみがBCPを理解しているだけでは、策定されたBCPのすべてを事業所全体に浸透させることは不可能です。加えて特定の人たちだけが理解する状況では属人的な対応となってしまい、災害や感染症等が発生した際にシステムとしてBCPが機能せず、BCMを行うことができなくなります。

● 研修のメリット

　研修は事業所内での風土の醸成や理解度の標準化、共通認識の向上に役立ちます。基本的なポイントとして、事業継続に関する用語やBCPの考え方の理解から始まり、リソース中心の概念や自身の事業所に特徴的な要素、またそれらがBCPにどのように盛り込まれ、災害発生時にどのように対応するのかといった考え方まで、事業所内の全員が共通認識をもつ必要性があります。さらに重要な点は、BCPが改定された内容や後述する訓練の結果をもとに反映された内容を周知することで、最新の状況を事業所内全体に浸透させることができます。

● 研修の実施方法

　研修または教育の実施方法は、基本的に講義形式やワークショップ等への参加が中心になります。事業所で作成されたBCPを体験するというよりも、その中身を理解する、グループに分かれてBCPの内容について意見を出し合う、といったことが行われます。また、外部の研修に参加することによってほかの事業所が策定したBCPや全国的なBCPを確認することができるので、自身の事業所との違いを再確認することも可能です。

表 2-12　教育・訓練の実施方法の例

	概要	実施方法（例）
教育	1. 基礎知識の提供	●事業継続の概念や必要性、想定する発生事象（インシデント）の概要など ●講義、e ラーニング等による
	2. 自社の BCM の周知	●講義、ワークショップ、e ラーニング等による
	3. 最新動向の把握	●専門文献や記事の購読 ●外部セミナー、専門講座、ワークショップ等への参加等による
訓練	4. 代替要員の事前育成・確保	●クロストレーニング：欠勤者が出た場合にその重要業務の代替を可能とするため、他の重要業務の担当者とお互いに相手方の業務を訓練する
	5. BCP、マニュアルの内容の理解促進	●内容確認（ウォークスルー）：BCP やマニュアルに基づき、役割分担、手順、代替先への移動、確保資源の確認等を机上訓練などにより行う
	6. 手順書、マニュアルの習熟	●反復訓練（ドリル）：重要な動作等を繰り返して行うことで身に付ける実働訓練で、避難訓練、消防訓練、バックアップシステム稼動訓練、対策本部設営訓練などがある
	7. 事業継続能力の確認・向上、及び意思決定のための訓練	以下のような様々な訓練の要素を適宜組み合わせ、実効性の高い訓練を実施する。感染症のまん延時などを想定し十分な要因が参集できないケースも訓練しておくとよい。 ●災害模擬演習（モックディザスター）：模擬的に緊急時を想定した状況下において判断・対応を体験する ●状況想定訓練（シミュレーション）：緊急時に発生する様々な状況を想定し、実際に対応できるかを確認する ●役割演技法訓練（ロールプレイング）：緊急時に状況が変化する中で、それぞれが各役割に応じた対応や意思決定を模擬的に行う さらには、発展的な訓練として以下のような訓練がある。 ●総合演習（フルスケールエクササイズ）：机上訓練と実働訓練を組み合わせ、模擬負傷者の救護・搬送、代替場所への移動、目標復旧時間内での業務再開など、対応力を確認する。限りなく現実に近い状況を想定し、実際に活用する環境等で実施する ●業界・市場をあげた連携訓練：同業他社や他業界、複数の取引先なども含めて行う

[内閣府：事業継続ガイドライン―あらゆる危機的事象を乗り越えるための戦略と対応― 令和 5 年 3 月版, p.28-29, 2023.　https://www.bousai.go.jp/kyoiku/kigyou/pdf/guideline202303.pdf]

(2) 訓練の意義

● 訓練の重要性

訓練の最も重要なポイントは、PDCA サイクルに基づいて BCP を継続的に改善することにつながる点です。研修または教育では、BCP の理解促進といった点に重きが置かれます。実際に運用するわけではないので、問題点や想定したリソースの不足が起こり得るかについて言及することは難しいです。

● 訓練のメリット

訓練のメリットは、自身の事業所で作成した BCP に基づいて実際に災害発生時の対応を行うことができる点と、さまざまなシチュエーションで検証することが可能になる点です。前者では、BCP を運用することで使いづらい点や、改善が必要な点を洗い出すことができます。改善が必要な点を数字で明らかにすることにより、評価や改善後の検証を感覚的にではなく明確な基準に基づいて行うことができます。一方、前者に加えてシチュエーションを変えることで、BCP の対応範囲や柔軟性を検証することができます。

● 訓練の実施方法

表2-12 にあるとおり、訓練はさまざまな方法で行うことができます。代表的なものとして、BCP をもとに手順に沿って対応内容を確認することや、机上訓練としてリソースや周辺環境を同時に検討することがあります。また、事業所内スタッフがさまざまな役割を担うことができるようにするため、クロストレーニングやロールプレイングを行うこともできます。属人性を排除し、事業所の BCP をシステマティックに運用します。さらにシミュレーションとして、災害であれば被災状況を変化させ、感染症であれば原因となる感染症の種類や流行の速度を変化させることで、BCP がいかなる状況においても運用できるようにさまざまな可能性を探ることができます。

2）机上訓練と地区踏査

(1) 机上訓練

● 災害図上訓練（Disaster Imagination Game：DIG）

机上訓練として広く知られる手法に災害図上訓練（DIG）があります。DIG とは、日本語で「ディグ」と呼称される災害想像力ゲームのことです。大きな地図を職員で囲み、災害発生時の事業所の対応や事前に検討した対策などについて地図を用いて検証します。埼玉県が作成した災害図上訓練（DIG）テキス

ト（https://www.pref.saitama.lg.jp/documents/26187/0407saigaizu-jyoukunrendigtext.pdf）がとてもわかりやすいので、そちらをもとに紹介します。

● DIG のメリット

　メリットは大きく分けて３つあります。１つ目は地図の中に情報や事業所の対策を書き込むことで、文字として、またビジュアルとして認識できます。個人の頭の中にある考えを明確にでき、気づかなかったことに気づくことができます。２つ目は、全員で同じものを見ながら考えることで、共通理解が促進します。研修形式では個々人に応じてとらえ方が違うこともよくあるため、大きな地図を見ながら全員で考えることで、災害発生時などに事業所が目指すべき姿を明確にすることができます。３つ目として、さまざまなアイデアが出しやすくなる点です。文字だけではわかりづらいことでも実際に地図上に情報が表現されることによって、災害発生時にどのような対応をすべきか、現在考えている対策で本当に対応できるかなど、具体的なアイデアを出すことができます。

● DIG の準備

　図2-3 のように、DIG では大きく５つの点でテーマを絞って準備します。１つ目の「目的・目標」を確認するとは、DIG を行うことで何を明確にしたいのか、何を改善したいのかなどを設定することです。机上訓練の参加者の目的意識を揃えることができます。

　次のステップは「対象とする災害」を決定することです。自治体によってさまざまな災害に対するハザードマップ等が公開されていますので、最初に決めたテーマに合わせて設定するとよいでしょう。

　３つ目の「対象とするエリア」は、事業所が所在している自治体全体ととらえてもよいですし、職員の自宅がある範囲とする場合や利用者の位置を網羅できるエリアと設定することも可能です。次に「検討内容」を設定し、さらに「見える化すべき項目」を設定します。

　なお、BCP 全体を一度に検討してしまうことも可能ですが、例えば時間軸を分けることもできます。直後または 72 時間以内のみと限定したり、１カ月以降の状況のみを対象とするように区切ることも有用です。リソースの観点から言えば、「ヒト・モノ・カネ・情報」にフォーカスを当てて設定することもできるでしょう。大切なことは、最初に設定したテーマにしっかり沿っているかどうかという点です。また、必要な資材として地図や書き込むためのペン、地域資源を表すシール、ハザードマップや付箋紙などを準備します。

（1）目的・目標を確認する

何のためにDIGを開催するのか、何に困っているのか、どうしたいのかを確認します。

例）災害時要援護者の避難支援のしくみを地区内で構築することを目的に、できるだけ多くの対策案を見つける。具体化は次のステップで

（2）対象とする災害を決定する

目的を検討するために、何の災害で検討するのが最適かを決定します。

例）東京湾北部地震、立川断層帯による地震など

（3）対象とするエリアを設定する

検討の対象とするエリアを設定します。このエリアを網羅する形で、地図を準備することになります。

例）○○町、○○地区、○○市など

（4）検討内容を設定する

（1）の目的を達成するために、何について話し合うべきかを段階的に設定します。

例）要援護者の避難支援の問題と活用できる資源を洗い出し、対策案をできるだけ多く見つける

（5）「見える化」すべき項目を設定する

（4）で設定した検討内容を適正に話し合うために、どの資源を地図に書き込むかを検討します。

例）要援護者のいる家、避難の支援に活用可能な人や事業所などの資源、介護タクシーなど移動に使える資源

図 2-3　テーマの決定・具体化の手順

[小村隆史監修：地域の防災力をアップする！　災害図上訓練 DIG テキスト [埼玉県地震基本編]，平成 23 年 3 月／平成 31 年 3 月／令和 3 年 12 月改訂，埼玉県危機管理防災部危機管理課震災予防担当，p.3，2021．　https://www.pref.saitama.lg.jp/documents/26187/0407saigaizujyoukunren-digtext.pdf]

● DIG の実践

● 見える化

　DIG ではまず「見える化」を行います。地図上に自身の事業所の位置を記載し、ハザードマップなどから土砂災害や洪水の危険があるエリア、また川や想定される地震が起きたときの震度分布などを記入します。次に、街の構造として公共交通機関や主要な道路また路地などを記載していきます。避難所となる場所や公園を記載してもよいでしょう。その後、地域資源として、消防や医療機関、学校など、災害発生時にも利用する可能性のある施設としてガソリンスタンド、コンビニエンスストアなどを記入します。さらに重要な内容として、職員の自宅や利用者の自宅の位置を記入します。職員と利用者のシールの色を分けることで一目でわかるように工夫してみましょう。

● シミュレーション

　実際に災害が発生したと想定し、事業所が策定している BCP に基づいて地図上で対応をシミュレーションします。BCP で作成した「ヒト・モノ・カネ・

情報」に基づいて時系列を確認しながら、本当に対応可能か検証します。そもそも職員が事業所に参集できるのか、来られるとしたら誰が可能かといったところから始めてもよいでしょう。利用者の安否確認を実施する必要があれば、どのようなエリアに何人の利用者がいるのか、またそれぞれどのような方法で確認するのかなど、BCP で想定している内容を実際に地図上で展開することで、地理的な位置関係を考慮したうえで検証することが可能です。

　実際に災害が発生すれば、被災エリアに居住している職員も被災者となります。職員は被災者でありながら事業所の業務を継続し、利用者の命を守ることが求められます。DIG では避難所や給水拠点物資の配布先といった資源もハザードマップから記入しておくとよいでしょう。BCP に基づいて、発災後に事業所で働く職員の飲み水であったり、食料が足りなくなった際どこに行けば手に入れられるのか把握しておくことも大切です。

● 改善

　DIG の実践の最後に行う「改善」は、BCM としても重要なポイントです。策定した BCP ではうまくいかない点が明らかになった場合、どのように対応すればよいか、改善点を職員全員で出し合います。出し合ったアイデアを検討し BCP を修正することで、より現実的で実際の災害発生直後から活用できる BCP となります。

● DIG のその先へ

　DIG はあくまでも地図上のシミュレーションです。そのため一度で終了するのではなく、定期的に繰り返し行うことが必要です。同じテーマ・同じ状況で繰り返し行うことや、災害の規模を変更したり、季節や時間帯を変更して行うことも大切です。災害はいつ発生するかわかりません。さまざまな場合を想定しておくことが求められます。

⑵ 地区踏査

　地区踏査とは、地域に出て実際に街を観察することです。五感で観察したリアルな街のデータを BCP や後述する地理情報システム（GIS）に追加することで、より現実世界に即した BCP に改善することができます。事業所から利用者宅へ向かう道中や出勤中も、地区踏査を行うことができる絶好の機会です。

　例えば、皆さんは事業所周囲の道路でブロック塀のある場所をご存じでしょうか？　その場所を把握しておけば、地震発生時に倒壊の恐れがあり通行できなくなる可能性があらかじめわかります。また、利用者宅周辺で面倒見のいいご近所さんをご存じでしょうか？　そういった情報は地図には出てきませんが、災害発生時にご近所コミュニティは大きな力となります。

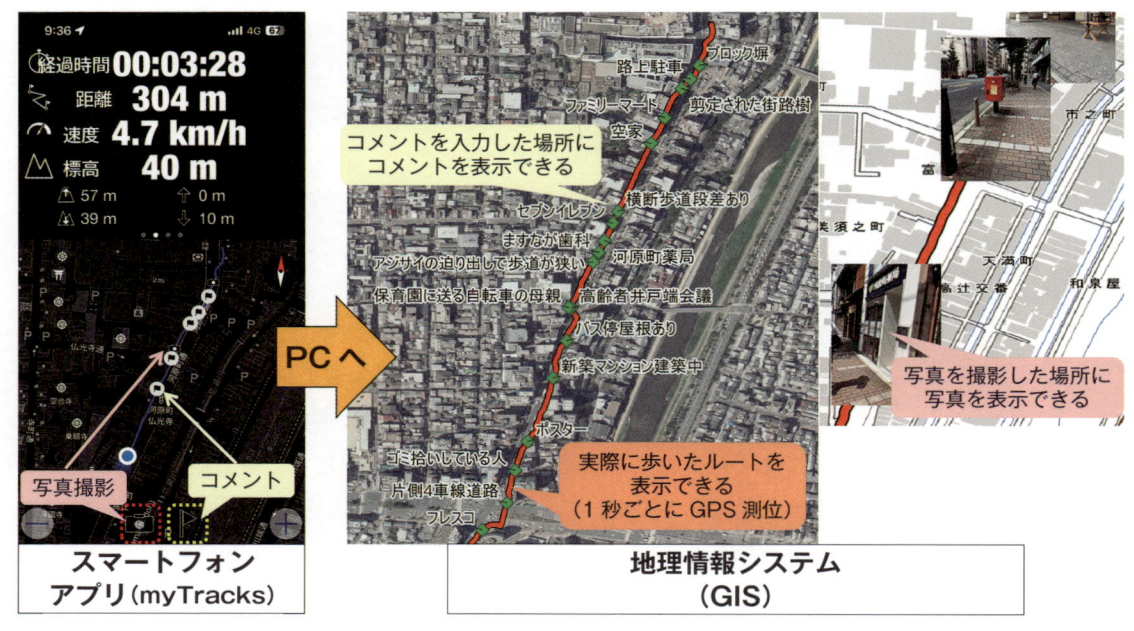

図 2-4　地区踏査をスマートフォンで行う流れ

[地理院タイル（空中写真：中, 淡色地図：右）にアプリ（my Tracks：左）のデータを重ねて加工し作成]

　　地区踏査を行うときに重要なのは、観察した情報と位置情報を連携させておくことです。最も簡便な方法は写真を撮ることです。場所がすぐわかる場合であれば写真から推定できますし、位置情報を ON にして撮影した写真ならば緯度経度から正確な位置情報と連携することも可能です。本格的に実施する場合は**図 2-4** のように位置情報や通行した軌跡を記録するアプリを使用するとよいです。位置情報を付加したコメントや写真をアプリに記録することができます。アプリによってはデータを出力して GIS に投入することで、コメントや写真を地図上に表示することができます。

3) 地理情報システム（GIS）の活用

(1) GIS とは

　　GIS（Geographic Information System）とは日本語で「地理情報システム」と呼称されます。PC でデジタルな地図を作り、多様なデータを重ねて見える化し、分析するシステムです。特に人の動きや、地理空間情報などのデータを統合し分析することで、場所ベースで生じる課題を解決し意思決定を促します。GIS は皆さんの生活の中でも利用されており、スマートフォンで開く道案内のための地図アプリや目的地までのナビはまさに GIS です。

　　図 2-5 では GIS の概念図を示しています。図左の 4 つのデータ（地図、津

GIS（地理情報システム）

PC でデジタルな地図を作り、データを重ねて見える化、分析するシステム

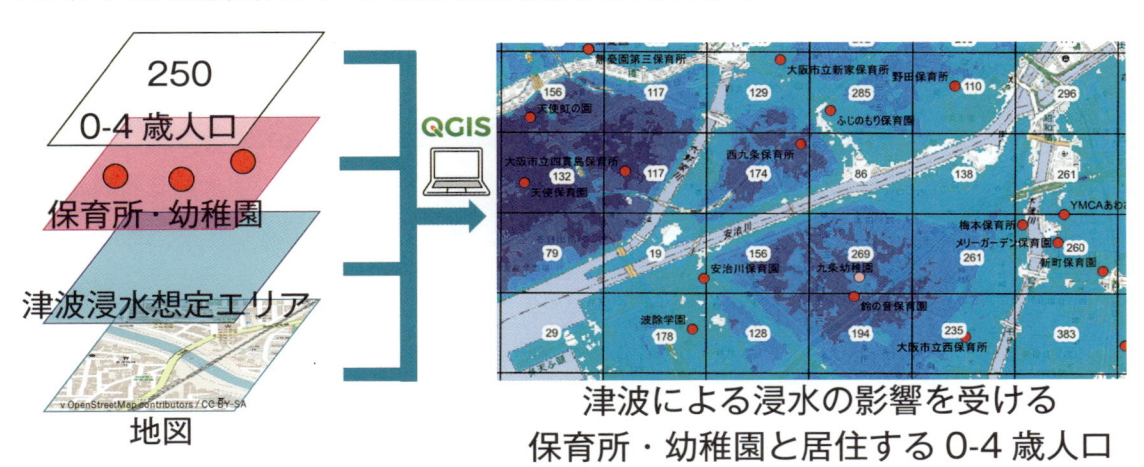

図 2-5　GIS の概念

［国土数値情報（500m メッシュ別将来推計人口，津波浸水想定データ），大阪市施設情報ポイントデータ（マップナビおおさかオープンデータ）を地理院タイル（淡色地図）に重ねて地理情報システム（QGIS）で加工し作成］

波浸水想定エリア、保育所・幼稚園、0-4 歳人口）はそれぞれ別々のデータであり、通常は重ねて表示できず、利用する場合は 4 つの紙媒体や PDF を交互に見ながら利用することとなります。しかし図右の GIS では、地理空間情報をもとに先述の情報を 1 枚の地図上で利用することができます。

　例えばどこに保育園があり、何メートルの津波が来ると想定されているのか、また黒枠線の正方形に 4 歳以下の子どもが何人いるかについてもわかります。しかも統一された情報として共有できるので、専門職か否かにかかわらず "誰でも" 理解できます。従来は経験年数によって利用者や地域の状況といった知識にバラつきがありましたが、GIS を用いることで経験年数にかかわらず思考のスタートラインを同一にできます。**図 2-5** のデータを事業所に置き換えてみると、保育所のデータは利用者および職員の住所地や連携機関に、また津波浸水想定エリアは河川の洪水や土砂災害警戒区域にそれぞれ変更できます。ここではあくまでも一例として示しており、目的に応じてデータを変更することで事業所に最適な地図を GIS で作ることができます。

（2）GIS を利用するときのポイント

　必ず次の 4 点を明確にする必要があります。それは「①作成する地図の目的」「②どこで使用するか」「③なぜ必要か」「④使用するのはだれか」です。これらを事業所の BCP、BCM を考える際に当てはめてみると、例えば「① BCP の検証」「②事業所内」「③地理的状況を考慮するため」「④事業所スタッフ」ということになります。

また、目的をより細分化することもできます。DIG と同じように BCP 全体を検証することもあれば、特定の部分のみ、または季節や曜日を限定することも可能です。GIS で使いづらい地図ができてしまった場合は、ポイントが不明確な場合が多いのです。

⑶ GIS を使うには

　GIS には大きく分けて Web 版とアプリケーションソフト版の 2 種類あります。それぞれの特徴を紹介しましょう。

● GIS の Web 版を使う

　Web 版の GIS は専用ソフトのインストールが不要で操作も比較的簡単なため、始めやすいです。反面、分析はインターネットを介するため、利用者の住所等が必要になりますが、個人情報保護の観点から、事業所等公開済みのデータを利用することを推奨します。

　ここでは、国土地理院が提供する地理院地図（https://maps.gsi.go.jp/）を紹介します。**図 2-6** のような画面で、クリックするだけでいろいろなデータを地図上で表示することができます。実際の街の様子がわかる空中写真だけでなく、災害リスクと関係の深い土地の成り立ちや標高などが一目でわかります。また、近年の災害で実際に被災したエリアの浸水箇所や斜面崩壊箇所も確認できるため、事業所の立地によっては過去の被害状況から BCP の改善点を発見することができます。ここでは省略しますが、地理院地図は閲覧するだけでなく、計測したり複数の種類の地図を並べたり、データを追加して分析することも可能です。

● GIS のアプリケーションソフト版を使う

　アプリケーションソフト版の GIS では利用者データを分析しやすい反面、ソフトのインストールや操作方法の習得が必要です。ソフトには無償版と有償版があります。無償版として筆者が使用しているソフトは QGIS（https://qgis.org/ja/site/）です。QGIS はフリーでオープンソースのため、誰でも無償でダウンロードして使用できます。高機能の分析が可能なソフトであり、後述する GIS を用いた分析例はすべて QGIS を用いて作成したものです。

　図 2-7 は操作画面です。操作方法を習得する必要があるため、Web で地理院地図を使用する場合に比較して難易度が上がります。操作方法はさまざまな Web サイトに公開されているため、まずは試してみることも可能です。

⑷ GIS で利用できるオープンデータ

　GIS で利用できるデータはさまざまありますが、オープンデータと呼ばれる

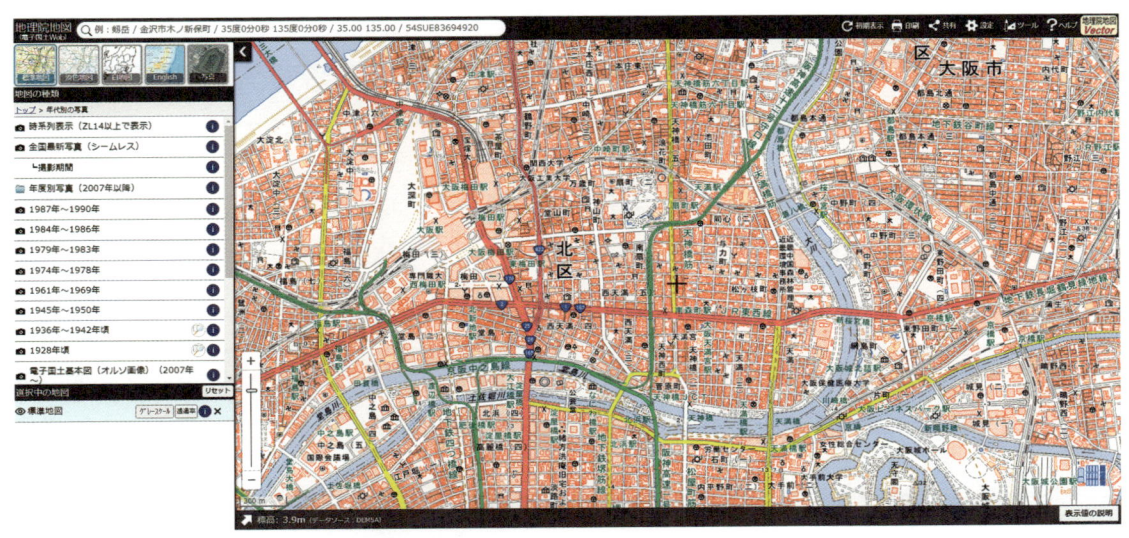

図 2-6 国土地理院が提供する地理院地図のスクリーンショット

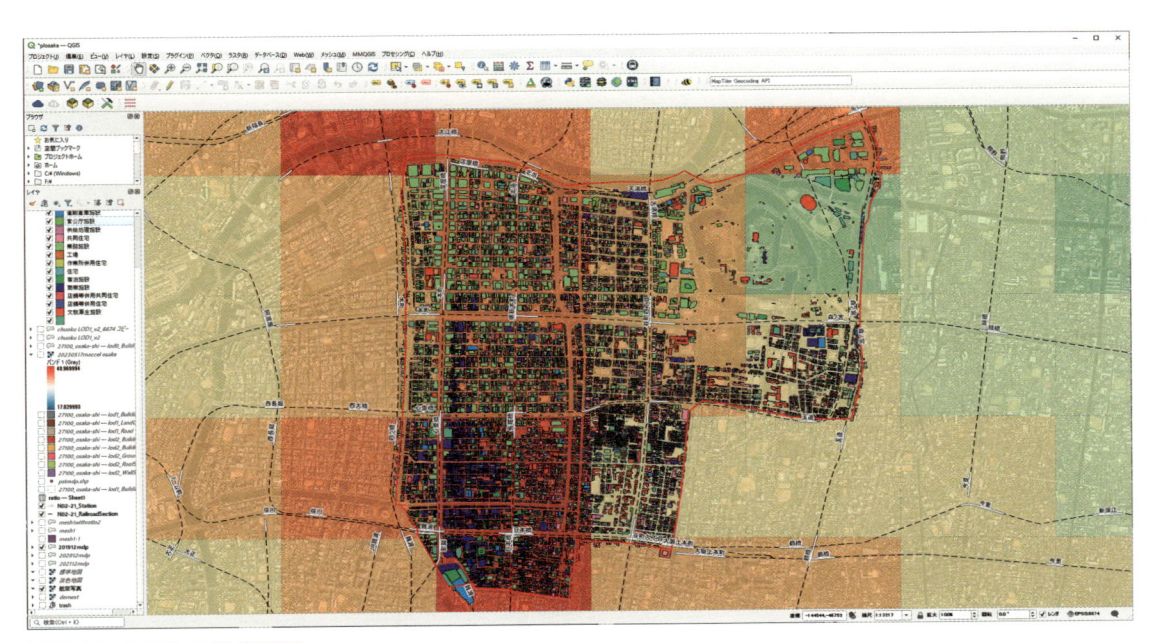

図 2-7 QGIS の操作画面
[国土数値情報（行政区域データ，鉄道データ），G 空間情報センター（全国の人流オープンデータ，3D 都市モデル（Project PLATEAU））を地理院タイル（空中写真）に重ねて加工し作成]

データだけでも十分に BCP 改善に役立ちます。オープンデータとは「誰もがインターネット等を通じて容易に利用（加工、編集、再配布等）できる公開されたデータ」であり、「①営利・非営利問わず二次利用可能なルールが適用されたもの」「②機械判読に適したもの」「③無償で利用できるもの」[1] のすべてを満たすものです。**表 2-13** に GIS でそのまま利用可能なデータを一部記載しています。ここに挙げたデータだけでも、事業所が立地する地域の状況を網

羅することが可能です。

⑸ GIS でできること

　ここまで述べたように、GIS によっていろいろなことができます。大きく分けると、①可視化、②データの空間結合、③空間解析の 3 つですが、改めて順番に見ていきましょう。

● 可視化

　可視化とは、データを誰でもわかりやすく地理的に表示することです。**図2-8** では、京都市の丁目ごとの高齢者人口と介護予防事業所の位置を可視化しています。

　多角形の一つひとつは 1 丁目、2 丁目などのエリアを表しており、高齢者の人口の多さを色の濃淡で表現しています。人数が少ないほど青色が濃くなり、人数が多いほど赤色が濃くなるといった具合です。例えば、高齢者の多いエリア（赤色）が集積しているところと、飛び石のように分散しているところがあるのがわかります。

　丸い点は介護予防事業所の位置を示しています。この図では省略されていますが、介護予防事業所の種類や名称等も含めて表示できるため、それによって

表 2-13　GIS ソフトで使用できる形式で公開されているオープンデータの一例

人口統計	男女別人口総数および世帯総数	物理的環境	急傾斜地崩壊危険区域データ
	年齢（5 歳階級、4 区分）別、男女別人口		洪水浸水想定区域データ
	世帯人員別一般世帯数		津波浸水想定データ
	世帯の家族類型別一般世帯数		高潮浸水想定区域データ
	1km メッシュ別将来推計人口データ		災害危険区域データ
物理的環境	中学校区データ	保健医療と福祉	医療圏データ
	小学校区データ		医療機関データ
	数値標高モデル		福祉施設データ
	3D 都市モデル		介護サービス事業所一覧
	住宅の種類・所有の関係別一般世帯数		子育て施設一覧
	住宅の建て方別世帯数	経済	産業（大分類）別および従業上の地位別就業者数
	都市地域データ		職業（大分類）別就業者数
	用途地域データ		世帯の経済構成別一般世帯数
	都市公園データ	安全と交通	警察署データ
	立地適正化計画区域データ		消防署データ
	地価公示データ		バス停留所データ
	土砂災害・雪崩メッシュデータ		バスルートデータ
	土砂災害危険箇所データ		鉄道データ
	土砂災害警戒区域データ	行政	市区町村役場データ
	地すべり防止区域データ		市町村役場等および公的集会施設データ

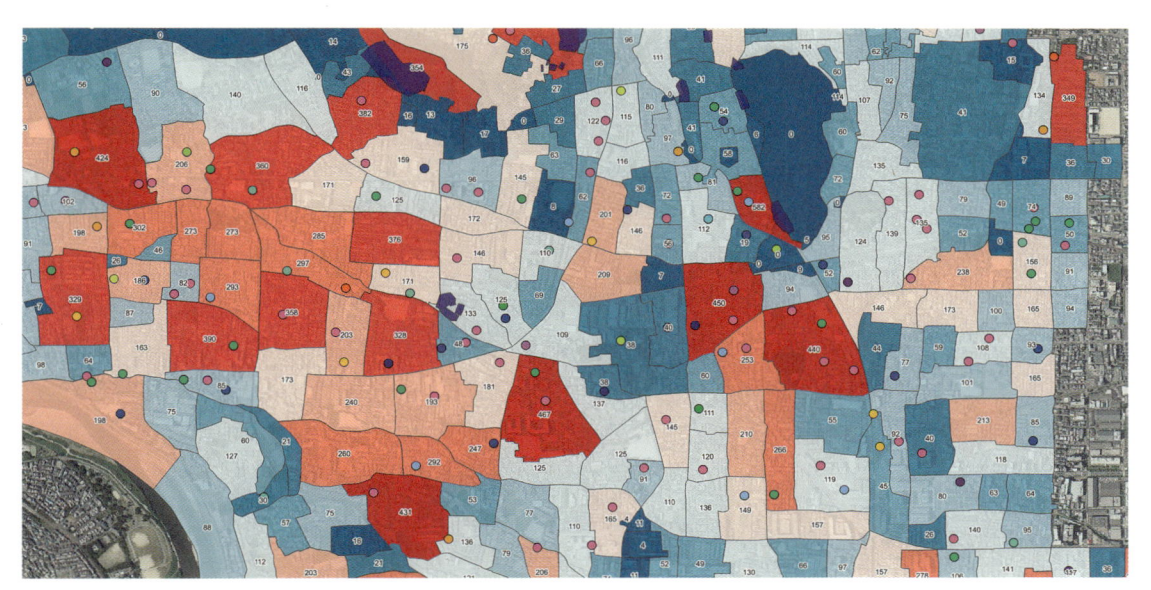

図 2-8　高齢者人口と介護予防事業所の可視化
[e-Stat（2020 年国勢調査小地域の年齢（5 歳階級，4 区分）別，男女別人口，境界線データ），京都市介護予防・日常生活総合サービス事業所一覧を地理院タイル（空中写真）に重ねて地理情報システム（QGIS）で加工し作成]

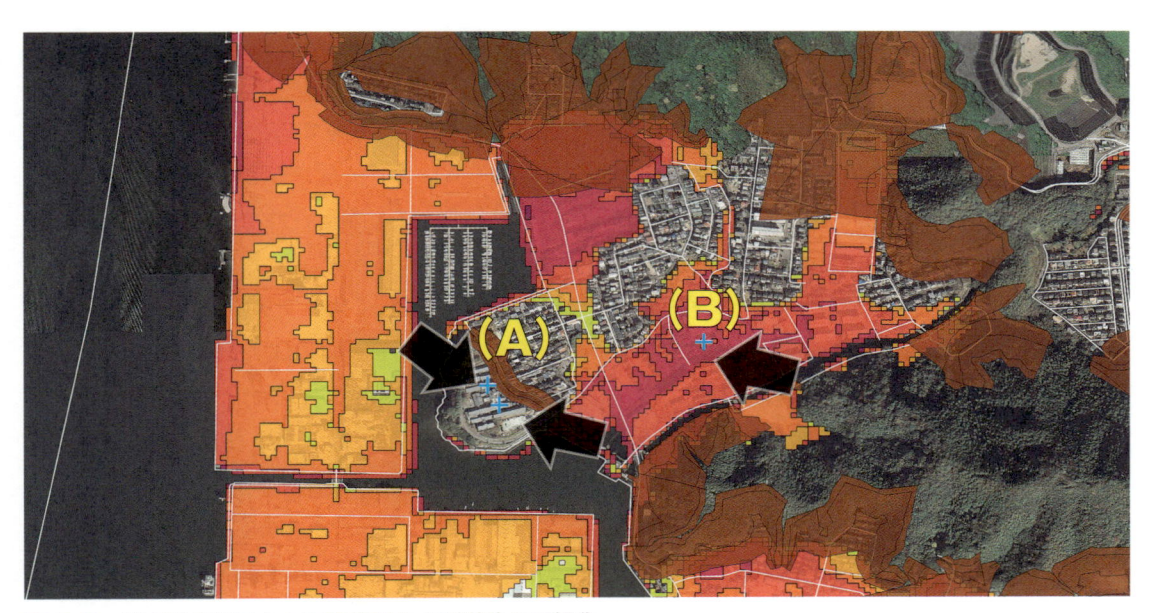

図 2-9　災害被災リスクと医療機関および道路の可視化
[国土数値情報（津波浸水想定データ，土砂災害警戒区域データ，医療機関データ），OpenStreetMap（道路データ）を地理院タイル（空中写真）に重ねて地理情報システム（QGIS）で加工し作成．© OpenStreetMap contributors]

　　事業所周辺の資源を把握することや、空白地帯を見出すこともできます。
　　図 2-9 では災害発生によって医療機関が孤立する可能性を可視化していま
す。黒い矢印で示す先にある青い十字マークが医療機関の位置です。図の左側
は海であり右側に陸地が広がっています。矢印 2 つが向かい合う場所（A）は
岬になっています。黄色、オレンジ色、紫色は想定される津波の高さを示して

おり、想定される津波が高くなるにしたがって黄色→オレンジ色→紫色と表現されています。茶色で塗られた部分は土砂災害警戒区域を示しています。白線は道路を示しており、左端の白線はフェリーの航路です。

医療機関は矢印で示すように3箇所あり、図の中央左側（A）に2箇所、右側（B）に1箇所です。（B）の医療機関は紫色の津波浸水想定エリア上にあるため、被災することが推定されます。（A）の2箇所は黄色やオレンジ色、紫色のいずれの色の上にも重なっていないので津波は来ないと想定されますが、右側に隣接する道路が茶色の土砂災害警戒区域と重なっているため、土砂崩れで通行不可となる可能性があります。

加えて（A）2箇所の医療機関は周囲を取り囲む道路が海に面しており、紫色の津波浸水想定エリア上です。そのため（A）2箇所の医療機関では建物自体は被災しないと想定されますが、取り囲む周囲の道路すべてが津波と土砂崩れの影響から通行止めとなり、孤立する可能性があることがわかります。

さて、皆さんの事業所ではいかがでしょうか？　ハザードマップと重ねて「被災リスクはない」と判断される場合であったとしても、周辺環境まで考慮に入れる必要があるのです。

● データの空間結合

可視化だけでも十分役立ちますが、BCP を改善するためには数値として把握することも重要です。GIS では全く異なるデータでも地理空間情報をもとにして結合することができます。それによって、集計されたデータを BCP に反映することができます。

図2-10 では利用者の被災リスクを一括して集計する場合の例を示しています。皆さんはエクセル等のシステムで利用者一覧の住所を管理する際、住所とともに緯度経度をデータとして把握しているでしょうか？　GIS でピンを打つように住所を表示するためには、緯度経度が必要です。住所を緯度経度に変換することをジオコーディングと言います。

ジオコーディングは地図アプリでも行うことができますし、web 上には無償有償を含めたサービスが存在しています。ただ、利用者の個人情報のため取り扱いに注意が必要です。

まず緯度経度をもとに、GIS 上に利用者全員をマッピングします（図中①）。1（白）、2（オレンジ）、3（赤色）の3人について、利用者ごとの土砂災害リスクを把握するため、土砂災害警戒区域データを GIS に取り込み、表示します（図中②）。両者のデータを合わせると、中央の写真（図中③）のように利用者の位置と土砂災害警戒区域が重なります。例えると、利用者ごとに重なっている土砂災害警戒区域データを串刺しにするイメージです。その結果をエクセルで出力すると図の下の表のようになり、それぞれの利用者のデータに新た

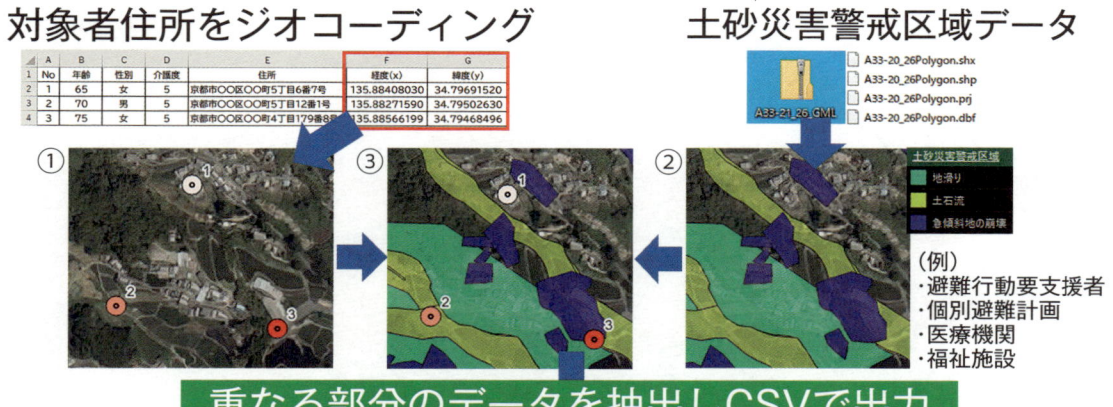

図 2-10　住所と被災リスクの空間結合

［国土数値情報（土砂災害警戒区域データ）と架空の住所を地理院タイル（空中写真）に重ねて地理情報システム（QGIS）で加工し作成］

に土砂災害警戒区域に含まれるかどうかがこの表右側に「抽出されたデータ」として追加されます（図中④）。

　人数が少なければ各データから情報を読み取った方が早いでしょう。しかし利用者が多い場合は、抽出されたデータを分析することで、利用者全体のうち何人に被災リスクがあるかを数値として集計できます。そこから、安否確認の優先順位づけや事業所としての対応を改善できます。

● 空間解析

　可視化しデータの結合もできたら空間解析を行います。空間解析とは、地理空間情報を用いて計算し統計解析することです。いろいろな空間解析を行うことができますが、ここではその中でも到達圏解析について紹介します。

　到達圏解析とは、例えば "事業所を中心として 30 分歩くとどこまで行けるか" のように、任意の出発地点と移動速度、道路データに基づいて到達できる範囲を解析することです。また、出発地点だけでなく到着地点も加えることで最短経路を計算することもできます。

　図 2-11 のように、例えば都市部においてスタート地点の事業所の位置をひし形で設定し、道路を白線で示します。実際の建物の輪郭を白色で示し、洪水浸水想定エリアを紫色と薄い茶色で背景に重ねました。また、データに含まれる建物の高さをもとに、浸水の深さと比較し水没する建物を青色に設定しました。さらに到達圏解析として、設定した歩行速度によって徒歩 70 分前後でどこまで行けるか分析しました。

　その結果、スタート地点から最初の黒線までが徒歩 5 分であり、図に引か

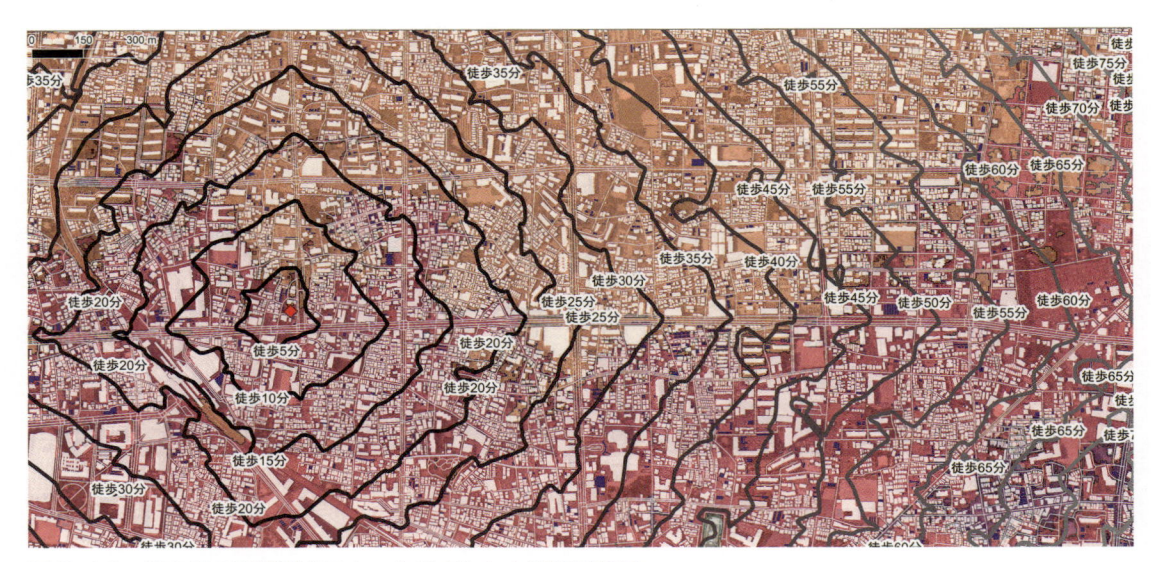

図2-11　都市部の事業所をスタート地点とした到達圏解析

[国土数値情報（洪水浸水想定区域データ），G 空間情報センター（3D 都市モデル（Project PLATEAU）），OpenStreetMap（道路データ），QGIS プラグイン（QNEAT3）の出力結果を地理院タイル（空中写真）に重ねて加工し作成．© OpenStreetMap contributors]

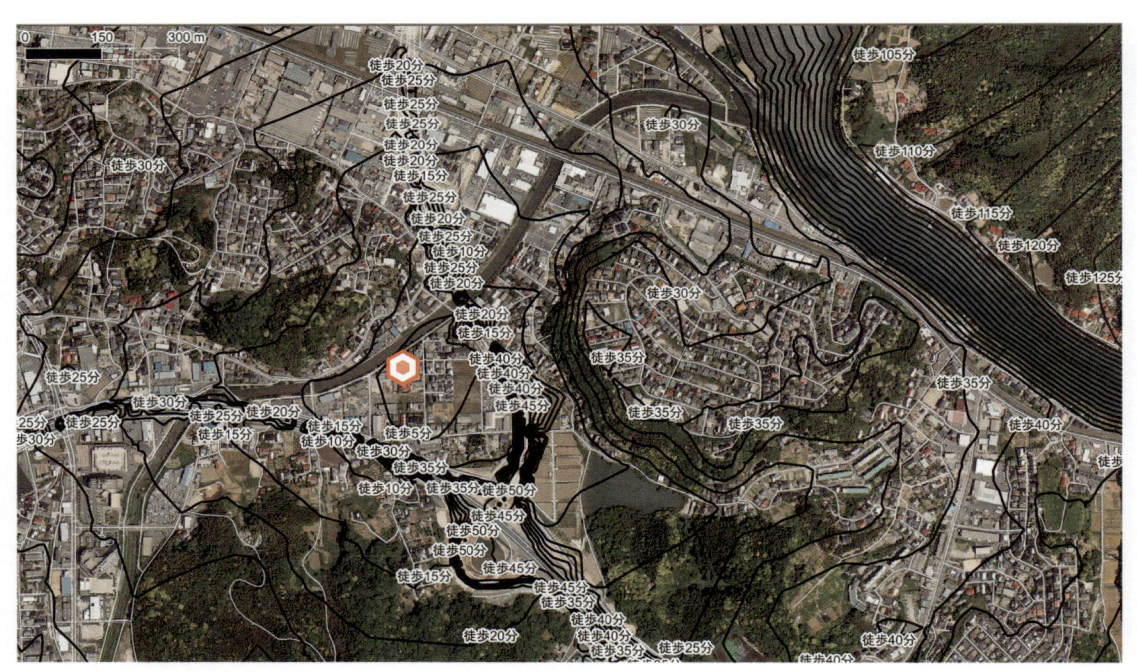

図2-12　地方部の事業所をスタート地点とした到達圏解析

[OpenStreetMap（道路データ），QGIS プラグイン（QNEAT3）の出力結果を地理院タイル（空中写真）に重ねて加工し作成．© OpenStreetMap contributors]

れた黒線に順次移動するにしたがって分数が増えていきます。道路が細かく縦横無尽に張り巡らされているため、比較的均一な幅で黒線の到達圏が推移していることがわかりました。ここに利用者の住所をマッピングすれば、利用者宅の位置と所要時間の黒線の組み合わせによって、何分以内に何人の利用者にア

プローチできるかがわかります。また、職員の住所から事業所への移動時間としても活用できるため、およそ何分以内に何人が出勤できるかがわかります。

　一方、地方部を対象に、同様の到達圏解析を実施してみた結果が**図 2-12**です。黒線で示された到達圏は都市部と比較し、均一に広がっていないことがわかります。地方部の場合は山や田畑などのため、道路が網目状になっていません。むしろ集落に向かうためには限られた道路を通行する必要があり、地形によっても左右されるため、到達圏が複雑になります。よりリアルにするためには土砂災害警戒区域を重ね、通行できない道路を指定したうえで到達圏解析を行うと迂回（うかい）が必要な箇所と到達圏が解析できます。

4）最大許容停止時間と目標復旧時間を活用した研修

　事業所・組織として優先的に継続、または早期復旧を必要とする重要業務を慎重に選び、当該業務をいつまでに復旧させるか検討するとともに、それを実現するために必要なリソースを特定しなければなりません。ここでは研修において、つくり上げた BCP を最大許容停止時間と目標復旧時間の視点から見直すことについて取り上げます。この視点は、BCP をつくり上げる途中であっても非常に有用といえますので、ぜひ研修だけでなく、平時から BCP の見直しの際に意識してみてください。

（1）最大許容停止時間と目標復旧時間

● 最大許容停止時間

　最大許容停止時間（MTPD：Maximum Tolerable Period of Disruption）とは、災害などによって業務が停止した際、事業の中断時間がもたらす影響から考えた、最大限許されうる業務中断時間の長さを指します。災害が起きて被害を受けた際に、「いつまでに復旧しないと大変深刻な状況になるか」の目安となるもので、非常事態で業務が停止した際、その状態の継続を許容できる限度の時間のことです。

　仮に業務停止の状態を 10 時間まで許容できるなら、その場合の最大許容停止時間は 10 時間になります。ここでとても大切なポイントは、ステークホルダー（訪問看護事業所の場合は主に利用者や関係機関）への影響を考慮することです。最大許容停止時間の決定は、事業所目線ではなく、「利用者や関係機関が業務停止をどれだけ待てるか」というステークホルダー目線で考える必要があります。

● 目標復旧時間

目標復旧時間（RTO：Recovery Time Objective）は、業務が中断した際に、「どのくらいの時間で業務を復旧しなければならないか」を表す指標です。事業の中断を短時間とするためには、事業に不可欠な業務や設備などの重要度・優先順位に応じて、再開の「目安」を設けることが必要で、逆算して復旧に向けた具体的な戦略を立てることができます。その「目安」となるのが目標復旧時間であり、「この時間までに業務を復旧させる」のを目指すことになります。

刻一刻と被害が拡大する非常時下においては、被害の最小化と早期復旧は時間との闘いになることからも、目標復旧時間は、BCP策定において有用な目安となる指標といえます。これを設定する際も、ステークホルダーへの影響を考えることが重要です。

（2）最大許容停止時間と目標復旧時間を用いた研修の実際

前述したリソース中心のBCPを作成する際に、業務トリアージの3フェーズ（72時間以内、72時間 –1カ月、1カ月以降）で、間接的に時間目標・目安を考慮してきました。きっと皆さんもすでに「利用者はどれくらい災害に対応できるかな」「これまでに業務を復旧させよう」とぼんやりイメージできているかと思います。

そこで今一度、最大許容停止時間や目標復旧時間からBCPの実現性について検討してみましょう。非常時には業務の縮小や一時休止が避けられない場合もあり、利用者の健康と生命の維持のために最大許容停止時間や目標復旧時間をイメージしておくことで、より現実的なBCPへとブラッシュアップされることにつながります。

ここからは最大許容停止時間と目標復旧時間を用いて、BCPをブラッシュアップしていくための4つのステップについて検討していきます。そのためのツールとして、重要業務の選定シート（**表2-14**）を応用し、そこに最大許容停止時間と目標復旧時間の欄を加えてみましょう。

● ステップ1　重要業務の選定

まずは下地となる重要業務ですが、すでにBCPが策定され、それらが選定済みの場合はもちろんそのまま利用して構いません。もし未選定の場合は、まず重要業務の選定から行いましょう。

平時業務を列挙し、それを「災害72時間以内」「72時間 –1カ月」「1カ月以降」という時間の経過に沿って、「継続」する業務、「縮小」する業務、「中断」する業務に分類していき、ここで「継続」となった業務が「重要業務」となります。なお、このステップでは「重要業務」の中でもより緊急性と優先度が高い「災害72時間以内」「72時間 –1カ月」のいずれかで「継続」する業

表 2-14 重要業務の選定（MTPD・RTO 加筆版）

平時業務		業務トリアージ（継続／縮小／中断）			最大許容停止時間 MTPD	目標復旧時間 RTO
		72 時間以内	72 時間 -1 カ月	1 カ月以降		
訪問看護業務						
記録業務						
請求業務						
スタッフ管理業務						
労務関連業務						
会議・委員会等業務						
物品管理業務						
地域活動業務						
経営管理業務（キャッシュフロー管理）						
その他						

務となったものを取り上げます。

● ステップ２　重要業務ごとの最大許容停止時間の検討

　重要業務が選定されたら、各重要業務の最大許容停止時間について検討してみましょう。

　表2-15の例では、訪問看護事業所における平時業務の中で、「訪問看護業務」の「看護（医療処置）」と「記録業務」の「訪問看護記録の作成」を発災後72時間以内であっても業務を「継続」すべきと判断していることから、これらが「重要業務」に該当します。ここでは「訪問看護業務」の「看護（医療処置）」を例に取り上げて、ステップを進めていきましょう。

●「訪問看護業務」の「看護（医療処置）」の最大許容停止時間

　実際にステーションの利用者をイメージしてみてください。発災して「訪問看護業務」の「看護（医療処置）」が提供できない状況で、利用者はどれだけの時間待つことができるでしょうか？　利用者によってそれぞれ異なるでしょうが、とりわけ災害時であっても優先度が高い利用者の場合はどうなるでしょうか？

　最大許容停止時間を検討するにあたって重要となるのが、「その業務を停止したことで顧客（利用者）に影響を与える場合、顧客がどれだけの時間を待つことができるか」という視点です。利用者のためにはもちろん、すぐさま訪問に向かうことや、せめて電話等で安否だけでも確認できるのが望ましいのですが、発災時にすぐさま業務を再開できるとは限りません。実際、発災直後には自助や互助により、利用者自身で乗り切らざるを得ないような厳しい局面があることも考えられます。

表2-15　重要業務の選定の例

平時業務		業務トリアージ（継続／縮小／中断）			最大許容停止時間 MTPD	目標復旧時間 RTO
		72時間以内	72時間-1カ月	1カ月以降		
訪問看護業務	看護（医療処置）	継続	継続	継続		
	看護（健康生活状況観察）	縮小	縮小	継続		
	看護（内服管理等）	中断	縮小	継続		
記録業務	訪問看護記録の作成	縮小	継続	継続		
	計画書の作成・送付	中断	縮小	継続		
	報告書の作成・送付	中断	縮小	継続		

ぜひ発災後に訪問の優先度が高い利用者を思い浮かべていただき、利用者目線で発災後に許容される「看護（医療処置）」の停止時間を具体的に記入してみてください。仮に最大許容停止時間が短すぎる場合には、ステーション側のリソースに対する解決策だけでなく、利用者側が業務再開を待つことができるように災害時の備えを見直すことも一つの方法です。最大許容停止時間を延ばすことができるように、利用者に災害時への備えを促すことも、平時から取り組める BCP といえるでしょう。

● 重要業務ごとに検討してみる

　業務トリアージで災害時にも「継続」すべきと判断した重要業務ごとに、最大許容停止時間を検討するのが望ましいです。最大許容停止時間が長いほど重要度は低く、最大許容停止時間が短いほど重要度は高くなります。つまり、最大許容停止時間が短い重要業務は、より早期に再開・復旧するべき事業であるため、事業所にとってより重要度が高いといえるでしょう。最大許容停止時間を検討してみること自体が、BCP を策定・見直しする際の重要業務の優先順位をシンプルに考える一つの目安になります。

　このように、最大許容停止時間は BCP の実現性の検討だけでなく、重要業務の整理や個々の利用者の備えにもつながります。なかなか研修や見直しの時間をまとめて確保できない場合、ステップ 2 だけでもかなり深まった検討ができるため、ぜひ活用したいキーワードです。

● ステップ 3　最大許容停止時間に対する目標復旧時間の検討

　ステップ 2 の検討により、事業所として重要業務をどれくらいで復旧させなくてはならないかが見えてきます。つまり最大許容停止時間に達するまでに、重要業務を再開させなくてはならないということですが、そこで明らかになるのが目標復旧時間です。これは「いつまでに」あるいは「あとどのくらいの時間で」ステーション業務を復旧させるか、または復旧できるのかの目標値となる時間です。例えば目標復旧時間が「6 時間」であれば「災害発生後 6 時間以内に復旧する」というように、時間単位で設定するのが一般的です。

　もちろん事業所によって事情は異なるでしょうし、災害や被害の範囲、度合いなどはその時にならないとわからないため、そもそも被害から復旧する目標時間が必要なのか、疑問に思われるかもしれません。しかし、重要業務については復旧の時間的な目安を明らかにしておくことで、復旧にどれくらいのリソースが必要なのかを考える手助けとなり、自事業所の BCP の見直しにつながるため、このステップでぜひ考えてみましょう。

● 検討の２つのポイント

重要業務ごとの最大許容停止時間を踏まえたうえで、それぞれの目標復旧時間を考えるために大切な視点は、最大許容停止時間よりも目標復旧時間のほうを短くするということです。「訪問看護業務」の"看護（医療処置）"を例にとると、目標復旧時間が「いつまでに"看護（医療処置）"を再開させたい」という理想的な側面をもつのに対して、最大許容停止時間は「いつまでに"看護（医療処置）"を再開させないと利用者が危機的状況に陥る」という現実を表します。当然ながら利用者が危機的状況に陥る前に"看護（医療処置）"を復旧させたいため、目標復旧時間は最大許容停止時間より短く設定する必要があります。このように、利用者がどれくらい復旧を待てるのかというタイムリミットである最大許容停止時間を考慮して、目標復旧時間を設定しましょう。

併せて、各業務が復旧するまでに必要となる作業・資源を洗い出し、それぞれの作業や資源の確保に要する時間から目標復旧時間を設定する視点も重要です。具体的には、「訪問看護業務」の"看護（医療処置）"を復旧させるにあたり、必要なリソースが充足されるにはどれくらい時間がかかるか、という視点になります。

ステップ２・３の検討結果を記入した表が**表2-16**です。ここでは例として「訪問看護業務」の"看護（医療処置）"の最大許容停止時間を「8時間」、目標復旧時間を「6時間」としています。皆さんの事業所ではいかがでしょうか？

注意したいのは、過去の被災経験や他事業所の事例をそのまま当てはめてしまうケースです。それでは、自事業所の目標復旧時間を考える意義がなくなってしまいます。実際の利用者や事業所および周囲の環境は、おそらく過去の被災経験や他事業所の事例とは異なる状況が多いでしょう。あくまで現在の自事業所の状況に合わせて、影響度が高いものが何かを考えなければなりません。

ここでも、現在の利用者や関係者の視点に立ち、実際に発災した場合を想定して「どれくらいの期間なら業務の復旧を待ってもらえるか」、さらには現在の事業所目線で「どれくらい復旧時間がかかるか」を検討しましょう。

● ステップ４　BCPを用いた最大許容停止時間と目標復旧時間の検討

ここまで重要業務ごとに、ステップ２では最大許容停止時間を、ステップ３では目標復旧時間をそれぞれ検討してきました。ステップ４では、現行のBCPを用いた最大許容停止時間と目標復旧時間に対する復旧の実現性について考えていきます。BCPを作成途中でステップ３が難しい場合は、ステップ１・２でのディスカッションをもとに、必要なリソース対策やBCPの検討を進めるということでもよいでしょう。

このステップでは、訪問看護BCP研究会で紹介している「リソース中心の

表 2-16 最大許容停止時間・目標復旧時間の検討例

平時業務		業務トリアージ（継続／縮小／中断）			最大許容停止時間 MTPD	目標復旧時間 RTO
		72 時間以内	72 時間 -1 カ月	1 カ月以降		
訪問看護業務	看護（医療処置）	継続	継続	継続	8 時間	6 時間
	看護（健康生活状況観察）	縮小	縮小	継続		
	看護（内服管理等）	中断	縮小	継続		
記録業務	訪問看護記録の作成	縮小	継続	継続	48 時間	36 時間
	計画書の作成・送付	中断	縮小	継続		
	報告書の作成・送付	中断	縮小	継続		

BCP」と「いつまでに事業を復旧しなければならないか」という時間を照らし合わせることで、事業所・組織のリソース対策がどこまで進められているのか、さらにはそもそも既存のリソースで最大許容停止時間と目標復旧時間に対する対応は可能なのかなど、BCP の実現性のリアルを浮かび上がらせます。つまり、時間の目安が明らかになることで、最大許容停止時間と目標復旧時間を達成するにあたり、どれくらいのリソースが必要かがわかり、事業所におけるリソース対策（「減らさない」「活用する」「増やす」）も検討しやすくなります。ここでは**表 2-17** のような事業継続計画サマリを活用することをおすすめしますが、もちろんすでに作成されている BCP を用いても構いません。

● 現行の BCP で実際に対応できるのか

　ステップ４でチェックしたいポイントは、ステップ２・３でそれぞれ検討した最大許容停止時間および目標復旧時間に対して、現行の BCP で実際に対応できるのかという点です。おそらく BCP 作成にあたって、「これぐらいまでに事業の運営を戻したい」と意識的に、もしくは無意識的に最大許容停止時間と目標復旧時間を想像していたのではないかと思います。

　しかしながら、それらは事業所側の運営目線での想定に過ぎず、利用者や関係機関からのニーズに対応できるかが検討されていないことが少なくありません。だからこそ、ここではステップ２・３で検討したステークホルダー（利用者や関係機関）の目線で最大許容停止時間および目標復旧時間を活用し、今一度自事業所の BCP を俯瞰することにトライしてみてください。

　それでは、実際に自事業所の BCP と最大許容停止時間および目標復旧時間を照らし合わせてみましょう。その際に、大切な観点としてぜひ次の２つを意識してみてください。

表2-17　事業継続計画サマリと最大許容停止時間・目標復旧時間の一例

重要業務①	訪問看護業務　看護（医療処置）	最大許容停止時間	8時間
		目標復旧時間	6時間
重要業務②	記録業務　訪問看護記録の作成	最大許容停止時間	48時間
		目標復旧時間	36時間

事業継続計画サマリの一例

経営資源	リソースリスク	対策・対応				
		直後	72時間	1カ月以内	それ以降	平時
体制	・意思決定者が死亡する ・連絡する手段が特定できず連絡が取れない ・災害対策本部が発足されない ・正しい災害情報がわからない	・災害対策本部の発足、全スタッフに方針を発信 ・随時情報共有	・情報を踏まえて、重要業務のラインの決定	・毎日～毎週の会議体を設置	・毎週～毎月の会議体を設置	・指示命令系統の明確化 ・管理者が死亡した場合の次点の担当者の検討
ヒト	・公共交通機関を利用しているスタッフが出勤できない ・要配慮者を持っているスタッフが出勤できない ・死亡や障害によりスタッフが出勤できない ・専門的なスキルを持ったスタッフが出勤できない	・重要業務の選定 ・スタッフの安否確認の実施 ・出勤可能・出勤不可能スタッフの状況の把握	・出勤状況は必ず記録に残す ・出勤スタッフの休憩スペースの確保 ・安否不明者、出勤不可能なスタッフの対応の決定	・労務管理 ・法人内でのリソース確認 ・他事業所との連携、確認	・スタッフのメンタルフォロー ・出勤できなかったスタッフが中長期的に出勤できないのかの確認、評価	・スタッフの生活状況・災害時出勤可能状況の把握
モノ	・移動手段が損失し代替手段が確保できない ・医療資機材の破損、汚染 ・医療資機材の入手困難（需要過多による、確保ルート途絶による）	・移動手段（自転車）が可能か合め確認 ・路状況等と合め確認 ・インフラ状況の把握（出勤者の状況） ・生活備蓄の確認と在庫数の照合 ・衛生資器材の確認 ・予備バッテリーの確保、使用 ・移動手段（自転車）が難しい場合は、徒歩等代替を決定（使用するPC等の電子機器の状況確認（出勤者の状況） ・生活備蓄の確認と在庫数の照合	・電気の確保 ・調達 ・移動手段の確保 ・生活備蓄の調達（区役所・避難所へ問い合わせ） ・衛生資器材の調達（避難所へ問い合わせ） ・調達できなかった場合は代替手段の検討	・生活備蓄 ・衛生資器材の確立 ・建物の復旧作業者への連絡、復旧修復作業		・停電時無停電装置、予備バッテリー、発電機の配備 ・生活備蓄 ・医療資材の備蓄 ・稼働させるPC等の決定
カネ	・記録が存在しないことにより請求できない ・利用者の死亡 ・利用者が避難所にいく ・預金がないと倒産してしまう	・対応したことは記録に残す	・レセプトの根拠となる記録方法の決定	・事業の稼働状況の確認 ・レセプト申請		・平常時のキャッシュフローの把握
情報	・電子カルテの破損 ・スタッフ情報の損失 ・関係機関情報の損失	・災害情報の確認	・災害情報の確認 ・紙媒体で保管しておいた情報の確認	・災害情報の確認	・災害情報の確認	・必要な情報の紙媒体保管
利用者	・訪問する利用者が死亡 ・入院遠方への避難等でいなくなる	・利用者の安否確認 ・訪問看護サービスが必要な利用者への訪問	・レセプトの根拠となる記録方法の決定			・個別避難計画の立案、共有 ・事前に災害時の動きを説明しておく ・きない場合各を訪問しておく

- **復旧に必要な対応が網羅されているのか**
- **復旧にかかる時間の見込みは適切であるか**

　災害発生時、現行の BCP を活用した時に、想定される利用者や関係機関の最大許容停止時間および事業所として想定している目標復旧時間までに復旧が可能でしょうか？　中には、意外とステークホルダー目線の最大許容停止時間が短く、復旧が間に合わないと感じたケースもあったかもしれません。ぜひ上記の 2 つのポイントから、現行の自事業所の BCP を見極めてみてください。

● **事業継続計画サマリを最大許容停止時間と目標復旧時間から読み解く**
　表 2-17 の例では、重要業務として「訪問看護業務」の“看護（医療処置）”を中心に取り上げましたが、実際には事業所ごとに数も含めて異なります。ここまでのステップで検討した自事業所の重要業務に対する最大許容停止時間と目標復旧時間を、改めて事業継続計画サマリと比較できるように準備してみてください。
　事業継続計画サマリの例として示した**表 2-17** では、「訪問看護業務」の“看護（医療処置）”の最大許容停止時間を「8 時間」、目標復旧時間を「6 時間」としています。したがって、これらの時間までに復旧できるかが肝となりますが、本当に「6 時間」で“看護（医療処置）”を復旧できるようなサマリになっているのでしょうか？
　最大許容停止時間と目標復旧時間を目安とした時間軸でサマリを見直してみると、リソース中心の考え方では「ヒト」・「モノ」・「情報」が目標復旧時間の 6 時間以内にある程度整えられれば、最大許容停止時間の 8 時間以内には最優先の訪問に向かうことができそうです。逆に言うと、6 時間以内に「ヒト」・「モノ」・「情報」をある程度までは整えなくてはいけないということになり、この目標復旧時間を実現するために「ある程度のリソース」をどれくらい整えればよいのかをディスカッションすることが大切です。したがって、この例では「復旧させるにはどれくらいのリソース（「ヒト」・「モノ」・「情報」）が必要か」がテーマとなるでしょう。

● **目標復旧時間の遅延要因を想定してみる**
　目標復旧時間までに復旧できるのかをディスカッションするにあたり、例えば復旧の要となるリソースが目標復旧時間までに間に合わない程の影響を受ける可能性など、復旧を遅らせる要因を考慮しなくてはなりません。
　例えば、現行の BCP は昼間の業務時間中を想定しているケースが珍しくないかと思います。ここでイメージしてほしいのは、「夜間に発災した場合は復

旧時間に影響が出ないか？」という点です。利用者目線で考えてみると、日中であっても夜間であっても発災後の最大許容停止時間は大きく変わらないと考えられます。一方、事業所目線では、日中よりも夜間の発災のほうが、「ヒト」を筆頭に、リソースの不足や調達に苦慮するケースが多いのではないでしょうか。そうなると、結局は復旧時間が想定よりも遅延してしまうことになります。

　夜間であることのほかにも、重要業務の復旧を遅らせる要因（**表 2-18**）が考えられます。**表 2-18** を参考に、どのような復旧時間を遅延させる要因が考えられるか、自事業所で話題に上げるのも有効です。おそらく各事業所において、どの要因がネックとなるかは異なると思います。それらを検討すること自体が、自事業所に合った BCP へとブラッシュアップさせていく材料となるため、「何が復旧時間を遅延させるネックとなるのか？」を改めて考えてみてください。さらに、自事業所で想定される遅延要因を踏まえて、対策や手順をまとめるきっかけとしてください。

● ステップ 4 を通して見えてくるもの

　最大許容停止時間および目標復旧時間と現行の BCP を照らし合わせることで、以下の 2 点が明らかになります。

- **重要業務復旧の目安となる最大許容停止時間と目標復旧時間に対して、どれだけのリソースを確保しておかなければならないか。**
- **実際の災害時に、手持ちのリソースで何ができるか、どれくらい継続できるか。**

　この 2 点が BCP におけるリソース対策「減らさない」「活用する」「増やす」をブラッシュアップさせていく根拠となります。つまり、目標復旧時間 6 時間以内に「訪問看護業務」の "看護（医療処置）" を復旧させるには、具体的にこれだけの「ヒト」・「モノ」・「情報」が必要であるから、リソース対策として○○をしようなど、現実的に対策や対応を考えることができます。

　さらに、自事業所の既存のリソースでどこまでできるのか、継続は可能なのかも見えてきます。もちろん実現可能な場合も多いでしょうが、仮に実現が困難であると想定される場合には、どのようにリソース対策を行うか、自事業所だけで難しい場合は地域単位で考えることなど、次の一手の検討にもつなげることができます。

　このように現行の BCP を通して最大許容停止時間と目標復旧時間を見てみると、最大許容停止時間がとても短く感じたり、想定よりも復旧時間が遅延するかもしれず、とてもじゃないけれど目標復旧時間までの復旧は現実的ではない、といった課題が見えてきます。だからこそ最大許容停止時間と目標復旧

表 2-18 復旧時間を遅延させる要因の例

要因	復旧時間の制約内容
スタッフ・設備等の被災状況	・連絡手段がなく、情報が集約できず、さまざまな事情で出勤できない。 ・多くのスタッフや管理者等が死傷した場合は、復旧が遅れる。 ・建屋が損壊した場合、修理や代替施設確保に要する時間を見積もる。 ・「モノ」リソース等が損壊した場合、代替設備確保に要する時間を見積もる。
組織の被災状況	・組織全体が被災した場合、組織単位の復旧が遅れる。 ・協力事業所の復旧支援を行い、組織全体の事業復旧を早める。 ・他の事業所への一時的な業務移管に要する時間を見積もる。
利用者（顧客）の被災状況	・利用者が無事であれば早期の事業復旧が求められる。 ・連絡手段が断絶し、訪問の必要性自体がアセスメントできない。 ・状況把握に向けた関係機関連携が滞る。
事業インフラの復旧目処	・電気・水道・都市ガス・通信環境等の復旧目処を踏まえる。 ・事業インフラが停止した場合に、どこまで一部事業の継続が可能であるか検討する。（緊急時には代替手段やリソースの安定調達が問題となる。） ・「ヒト」リソースの調達や訪問業務のための交通途絶・混乱状況を踏まえる。（大規模地震発生時には、交通規制が実施される。発生後 3 日間は緊急車両の通行、約 1 週間は緊急支援物資の輸送に制限又は優先される。）

[中小企業庁 Web サイト：中小企業 BCP 策定運用指針，資料 06 復旧時間の制約要因をもとに作成. https://www.chusho.meti.go.jp/bcp/contents/level_a/bcpgl_08_06.html]

時間を一つの目安とすることで、現行の BCP に関するディスカッションが大いに深まります。ぜひこれらを用いて現行 BCP の実現性についてディスカッションしていただき、必要に応じて BCP の見直し、具体的には「減らさない」「活用する」「増やす」というリソース対策の再検討を進めてみてください。

● ステップ 1 〜 4 のまとめ

　最大許容停止時間と目標復旧時間に対して、現行の BCP の実現性ははたしてどうだったでしょうか？　リソースの充足ないしは不足から、復旧が目標復旧時間内にできそうか、あるいは最大許容停止時間までに間に合わないと感じるか、どちらかといえば後者のほうが多いかもしれません。もし後者であれば、目標復旧時間を実現するためにどのような対策・対応が必要かを具体的に考えてみましょう。合わせて、より現実的な目標復旧時間を考えてみることも重要です。

　実際の災害時には、限られたリソースを重要業務から最適な量で配分しなければなりません。また、迅速に対応を進めていくために、時間を一つの目安として考慮しながら、合理的な対策を策定しなければなりません。何がいつ起こるかわからないという状況下で、最大許容停止時間や目標復旧時間を目安に、利用可能なリソースでできることを行う努力と復旧に向けた努力をいかにバランスよく両立させるかという判断が求められます。

　ここまで述べてきた 4 つのステップを通して、復旧が想像よりも遅れるのではないかと気づいた事業所もあるかもしれません。実際、復旧（特にリソー

スの再調達など）は外部に大きく依存するので、一事業所だけではできること
が限られてきます。この限界を認識できたからこそ、今から対策できることを
考えるきっかけとして、本項の内容が参考になれば幸いです。一事業所に留ま
らない枠組みづくりや、利用者の防災対策等、想定される最大許容停止時間や
目標復旧時間を活かし、必要に応じて対策を広げ、より現実的に対応可能な
BCP につなげていきましょう。

●引用文献

1）デジタル庁 Web サイト：オープンデータ基本指針，p.2．平成 29 年 5 月 30 日 高度情報
　　通信ネットワーク社会推進戦略本部・官民データ活用推進戦略会議決定 令和元年 6 月 7
　　日改正 令和 3 年 6 月 15 日改正．
　　https://www.digital.go.jp/assets/contents/node/basic_page/field_ref_resources/f7fd-
　　e41d-ffca-4b2a-9b25-94b8a701a037/20210615_resources_data_guideline_01.pdf

5 見直し・改善

1）見直し・改善の意義

（1）見直し・改善の意義

　災害対策を入念に準備していたとしても、いざ動き始めてみると運用面の課題が出てくるとともに、よりよい運用方法が見えてくることはよくあります。

　内閣府が示した「事業継続ガイドライン」（以下、ガイドライン）では、BCM（事業継続マネジメント）において重要な実施計画の一つに「教育・訓練の実施計画」を挙げ、BCM を実効性のあるものとするには、継続的な教育・訓練の実施が不可欠である[1] と説明しています。社員に BCM の必要性、想定される発生事象の知識、自社の BCM 概要、各々に求められる役割等を教え、認識・理解を高め、さらに、習熟させる必要があり、実施した教育・訓練の有効性を評価するため、教育・訓練の目標をあらかじめ明確に定め、その達成度をできるだけ客観的に評価する方法をあらかじめ決めておき、その評価の結果を踏まえて、教育・訓練の対象、手順、内容等を継続的に改善していくことが求められる[2] と示されています。

　策定した BCP（事業継続計画）は、現時点において想定される自然災害や感染フェーズに対応するものであり、決して恒久的に使用できるような完全なものではありません。BCM が検証される最大の機会は、実際に事故や災害によって BCP を発動した場合ですが、事故や災害はそう頻繁には起きません。そのため、訓練によって少ない経験を補い、対策を見直し・改善する機会を増やす必要があるでしょう。

　また、他事業所で BCP が発動された場合や報道された災害や事故の事例に対して、それが自事業所に起こった場合を想定し、対策を点検する機会とすることも可能でしょう。BCM は、外的な環境の変化と、内部の体制の変化等に合わせて運用の仕組みを継続的に強化する考え方が基本であり、訓練を中心に据えた PDCA（計画→実行→チェック→見直し）のサイクルを回すことでもあります。危機的事象が発生した際に、重要業務を目標復旧時間内に再開できるように戦略を練っておき、その戦略に基づき、対策・対応を速やかに実行で

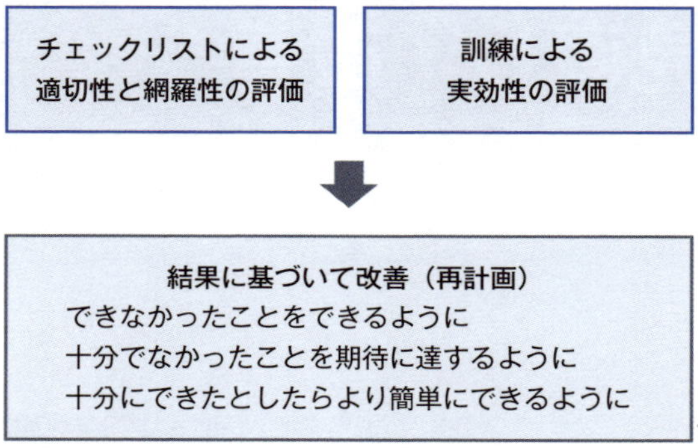

チェックリストによる 適切性と網羅性の評価	訓練による 実効性の評価

結果に基づいて改善（再計画）
できなかったことをできるように
十分でなかったことを期待に達するように
十分にできたとしたらより簡単にできるように

図 2-13 BCP の見直し・改善

きるように計画に盛り込み、それを実現できるように事前対策を行い、事業継続に係る教育・訓練、見直し・継続改善を行っておく[3] ことが事業継続能力を高めることにつながります。

　BCM は単なる防災活動の延長ではありません。つまり、災害時に関する対策と復旧だけが目的ではなく、平常時から事業継続に関する取り組みを社内に定着させるための仕組みでもあり、継続性と実効性が担保された状態を求めるもの[4] です。必要な時に使える BCP にするためには、非常時のためだけを考えて資源を追加するよりも、平時においても業務の見直しと改善を意識して行いコストダウンや効率化につなげ、かつ災害などの非常時にも利用できる具体策を検討しておきましょう。そうすることで、有事の際には策定した BCP を基礎として柔軟な対応ができるのです。

　緊急事態が発生した際、BCP が自動的に発動するわけではありません。BCP を適切に機能させるためには、組織内の「ヒト」が BCP で何をすべきかを正しく理解し、迅速に行動することが求められます。つまり、BCP を実効性のあるものにするには、事業継続の重要性をスタッフの共有認識とし、「風土」や「文化」として定着させることが大切[5] です。

　BCM は、そもそもの目的である組織の事業継続もさることながら、平時からの顧客目線の計画づくりやリソースの確保が自事業所やスタッフの利益につながり、さらには広く社会的責任を果たしていくことを意味します。BCM 活動を通じてスタッフの参加意識を高め、見直し・改善を繰り返すことで組織力を強化し、社会の多様な変化に対応できる事業継続力を向上させます（**図 2-13**）。

(2) 見直し・改善のポイント

　一般的に、何かを改善するためにはその現状を把握、評価する必要があります。そこで、多くの場合は「BCM がどこまで有効に機能するのか、どうやって見極めればよいのだろうか」「BCP をつくるだけではいけない、PDCA サ

イクルを回すというけれど、はたしてうまく機能するのか」といった懐疑心や疑問をもつのではないでしょうか。そして、現実的にPDCAサイクルをBCMに適用して回したいと思っても、「その手順が見えない」という壁にぶつかってしまいそうです。残念ながら「どのように実行していけばよいのか」という手順レベルで説明している解説書は、今のところほとんど見当たりません。

　BCMを検証する最大の機会は、皮肉にも実際に事故や災害によってBCPを発動した場合で、日々の業務の中では実感を伴ってその良し悪しを評価することが困難です。BCPの見直し・改善はレビューと訓練によって、マネジメント全体の改善は監査によって評価するのが一般的です。

　では、何をどのように見直していけばよいのでしょうか？　例えば、下記のような6点が見直すポイントの参考として挙げられます。

● 策定されたBCPが業務の全体をカバーしているか、また、内容が防災対策で止まっていないか

　BCPを策定していても、実は防災対応や危機管理体制の規定止まりになっていないでしょうか。実際に作成したBCPのページをめくると、避難、安否確認、消火等の人命安全確保に係る初動対応の記載に留まっている場合、あるいは、事業所内の情報連絡体制や対策本部の構成・役割を記すだけに留まっている場合などもあるかもしれません。それではBCPの本来の目的である「自社の重要業務を、目標復旧時間内にいかにして復旧・継続させるか」という肝心な部分が抜け落ちてしまっています。

　まずは、策定した事業継続計画サマリに必要事項がもれなく記載されているか（網羅されているか）を確認してみましょう。ひな型を用いてBCPを作成することで、フォーマットに沿った網羅性はチェックできます。訪問看護BCP研究会が提案しているリソース中心のBCPの考え方では、業務継続の肝となるリソースの確保に焦点を当て、業務継続に必要となるリソースを「減らさない」「活用する」「増やす」という3つの観点から計画の網羅性をチェックすることを提案しています。また、訪問看護BCP研究会で開発した「訪問看護事業所におけるBCP作成時のチェックリスト」[6]は、自事業所が災害時の事業継続に向けて準備できているか評価を行うために活用することができます。なお、チェックリストを用いた評価については後述します。

● 業務継続戦略が具体化されているか

　重要業務の選定やその目標復旧時間の設定、事業継続戦略など、BCPの基本要素までは決められているものの、事業継続戦略の実行のための行動手順、あるいは必要な事前対策が実施されていない場合があるかもしれません。

BCP の記載事項について、「どのように実行しますか？」「戦略を実行するために、どのような準備をしていますか？」と尋ねられたら、はたして回答できるでしょうか。

　例えば、自事業所の被災を想定し、「地域の A 訪問看護ステーションに訪問（重要業務）の代行を依頼する」と記載しているとしたら、マニュアルやルールといった具体的な準備はできているでしょうか？　A 訪問看護ステーションスタッフ全員への周知、代行手順の整備、代行に必要な情報提供や訓練などのほか、各事業所で共有すべき重要な利用者の選択や情報に対する認識の違いもあるかもしれません。

　このように、BCP を作成してみたものの「実際にうまくいくのか」「本当に機能するのか」という実効性に疑問を感じている場合も多いのではないでしょうか。作成した BCP の実効性を評価するためには、内容に対応した訓練を計画・実行する必要もあります。

● 組織の変化に応じて見直しされているか

　年月が経てば組織や社会のニーズが変化していくのは当然です。そこで、それに応じた BCP の見直しも必要となります。BCP で規定された役割を実行する担当者や緊急連絡先は、定期的に、例えば年 1、2 回程度見直す必要があるでしょう。また、自事業所の重要業務の実行に不可欠なサプライヤーが現状に合っているかという点検も必要でしょう。

● 重要業務の変化やその継続方法の変化はないか

　BCP 策定時は重要だった業務も、組織や社会のニーズの変化に伴い、必ずしも最優先でなくなる場合が当然ながらあります。逆に、重要業務として認識されていなかったものが最重要となることもあり得ます。また、重要業務の継続方法についても見直しが必要となることもあります。情報技術の変化等により自動データ処理が可能になったり、オンラインのデータ送信で済むようになったりなど、重要業務自体は変わらなくてもその継続方法を実態に即して見直す必要があるでしょう。

● 結果事象の想定から戦略・対策を検討しているか

　ここ数年、大きな被害をもたらす自然災害が各地で頻発し、「想定外」の災害が相次いでいます。このことを踏まえると、現在ある BCP が仮に大地震を想定したものであれば、その結果として何が起きるかわからない中で、あらゆる事業中断の事態に備えて見直したいというニーズがあるかもしれません。しかし、危機的事象ごとに戦略・対策を考え、事象ごとに BCP をつくるのではきりがなく、BCM としてメンテナンスすることは極めて困難です。

ガイドラインでは「BCM では、自社に生じた事態を原因事象（例えば、直下型地震）により考えるのではなく、結果事象（例えば、自社の〇〇拠点が使用不能）により考え、対応策を検討することが推奨される」[7]と説明されています。これは、地震、風水害、火災、感染症の蔓延などの原因事象ごとに戦略・対策を考えるのではなく、「この重要拠点が使えなくなったら」「この調達先が止まったら」「このキーパーソンがいなくなったら」というように、被害の結果として起こる事象から戦略と対策を考えることを推奨するというものです。この考え方の有効性は、「結果事象」としてみた被害が同じものであるならば、そのための戦略・対策は、被害の原因の事象にかかわらず共通的に有効と期待できることにあります[8]。

（3）改善点が顕在化したらどうするか？

実際に危機的な事態を経験した事業所にとっては、結果として策定していたBCP が期待していたようには機能しなかったということもあるでしょう。実際の対応経験や見直しを踏まえて、よりよい BCP に変えていくという PDCA サイクルを前提とし、改善の必要性が明らかになった箇所を地道になくしていくほかありません。BCM は 1 回だけの計画づくりに終わらず、検証や見直しを継続的に行い、対策を改善していくことが重要です。

しかしながら、いきなり完全な計画や対策ができるわけではなく、何度も取り組みを繰り返して、少しずつ完成度を高めていくものです。できるだけ業務を増やさずに、まずは今の業務の流れに沿って評価・検討してみましょう。事業環境や業務の進み方も絶えず変化しているので、対策の水準を維持するだけでも定期的な見直しは必須といえるでしょう。

2）適切性と網羅性の評価

「BCP は作成したけれど、実際に役立つの？」と思っている事業所も多いのではないでしょうか。そこで、前述した「訪問看護事業所における BCP 作成時のチェックリスト」[9]を活用し、BCP の適切性や網羅性を評価してみましょう。このチェックリストの項目は、中小企業や都内訪問看護事業所の BCP をもとに内容を一般化して作成したものです。

例えばチェックリストの各項目のうち、「体制等」では、「利用者」に関する災害時の想定や「利用者・家族」に対する平時の自立支援が重要であることや、「運営」では、「他の事業所」や「医療機関」「介護施設」「行政等」との災害時の相互支援に関する対応計画・指針が示されており、相互支援先の範囲の広さと深さが必要であることがわかります。

作成した事業継続計画サマリに必要事項が記載されているかを確認したり、

地域特性や自事業所の特徴を踏まえ、準備状況や災害時マニュアルの検討や具体的な対応策を考えたりする際に活用してみてください。

3）運用評価

① BCP の運用評価

　ガイドラインでは、「企業・組織は、策定した BCP によって重要業務が目標復旧時間や目標復旧レベルを本当に達成できるのかを確認する必要がある」[10] と説明されています。目標復旧時間や目標復旧レベルの達成のため、実施が必要とされていた事前対策が計画どおりに実行されているか、また、その有効性があるのかを確認したり、復旧に必要な資材・機材の調達が本当になされているのか、情報システムが停止したときに必要とされている対応・処理が実施できるようになっているのか、などを調査します[11]。

　これらはつまり、BCP の実効性を評価するということで、そのためには、計画の内容に対応した訓練を計画する必要があります。訪問看護事業所においては、訓練の前例や好事例の蓄積が未だに少ないため、訓練評価の前に、まずは何を訓練すればよいのか（内容や対象）、何をどうやって準備すればよいのか（シナリオ設定など）が問題になると考えられます。

　ここでいう訓練とは、安否確認・緊急連絡、参集といった実技訓練だけではありません。前述のリソース中心の考え方に沿うと、リソースに対する6つの対策・対応のうち、事前対策である「備蓄・予備」を除く5つの対策・対応、すなわち「防護」「節約・代替」「調達」「修理・修復」「業務縮小」を含む訓練を行うことで、網羅的に BCP を評価できることが期待できます。

　例えば、リソース（ヒト・モノ・カネ）を減らさない（防護、退避）、活用する（節約、代替、トリアージ等）、増やす（購入、受援、自作、再調達等）のための体制の立ち上げと運用、情報収集、状況把握、予測、意思決定、行動やさまざまな IT ツール（地理情報システム：GIS、計算機シミュレーション）の活用なども含まれます。

② BCM の運用評価

　BCM の評価においては、もっぱら活動する人の意識や行動の頻度、徹底度から定性的、間接的にとらえるというのが一般的な方法です。そのためのポイントは、個人や組織のスキル向上や対応手順の妥当性を計る要素、活動の結果を次のステップにつなげる仕組みを持つ要素、あるいは活動を維持するためのルールなどの要素を中心にリストアップすることです[12]。とはいえ、時間は限られています。**表2-19** では、BCM の具体的な評価要素の例とその内容に

表 2-19 BCM の具体的な評価要素の例とその内容

①**リーダーシップ**
　災害対策本部のスタッフ、緊急時対応や業務継続対応、災害復旧の任務を与えられているチームメンバー、重要業務やリスク対策上のリソース管理を任されている部署の管理者層、BCM を維持管理するスタッフそれぞれの役割と責任の自覚、行動状況から推定します。

②**重要度指標の維持**
　ビジネスインパクト分析とそのアウトプットとしての中核事業～重要業務の優先順位、目標復旧時間（RTO）と情報システムの RPO など、定期的・反復的な調査や分析を通じて重要な指標、また適切な優先順位が維持されているかを評価します。

③**リスクの低減**
　リスク評価とリスクの想定、リスク対策の優先順位など、定期的、反復的なアセスメントを通じてリスクを低減するための適切な予防対策が計画的に実施されているかどうかを評価します。

④**緊急時の対応**
　BCP の発動に至る前の初期対応の能力です。緊急時対応などの計画を完備し、適切にメンテナンスしているか、そこに規定された手順が検証されているか、手順を実行するスタッフのスキルはどの程度か、などを評価します。

⑤**復旧時の対応**
　BCP 発動後の事後対応段階の能力評価です。BCP を完備し、適切にメンテナンスしているか、そこに規定された手順が検証されているか、手順を実行するスタッフのスキルはどの程度か、RTO や RPO は満たせる可能性があるか、などを評価します。

⑥**リソースの確保**
　リソースには人、IT、生産設備、情報、外部の依存先（サプライヤーその他の外注サービス）などが含まれます。業務継続（仮復旧）や本格的な復旧のためのリソースを迅速かつ確実に調達できるかを評価します。

⑦**対外的調整**
　対外的とは顧客や取引先、サプライチェーンなどの関係企業、法務や労務の関係機関などを指します。緊急時にはこれらのステークホルダーとどこまで緊密に連携し、あるいはコミュニケーションを徹底させるかで、復旧や社会的信用の程度は変わってきます。

⑧**プログラムの管理**
　BCM の運営管理の評価です。従来の防災慣行のように散発的に行っているか、中・長期的なロードマップを組み、事業の成長戦略とのシナジーを考えて運営しているか、ポリシーや規定、手順は確立しているかなどを評価します。

※ RPO：目標復旧時点［昆正和, 小山隆：［実践］BCM 運用・定着マニュアル, p.119-120, オーム社, 2010. を引用］

ついて紹介します。

(3) 評価を行う時期・回数

　評価は、ある一定期間の BCM 活動の結果を、成長や後退というかたちでとらえるための取り組みです。実施時期は一般的に業務量の比較的少ない時期（想定可能であれば）または防災週間内（8 月末 ～ 9 月第 1 週末まで）など、実施回数は原則として年 1 回、一般的には半年 ～ 1 年のスパンであると考えられます。ただし、大きな出来事、例えば実際に BCP を発現するほどの大きな災害が発生したときなどは、災害発生後 1 週間 ～ 1 カ月以内を目安に、その前後の比較を行うことも大切です。

4）訓練の方法と評価

BCP の社内への周知や改善点の抽出のためには訓練が不可欠です。訓練の結果を適切に評価して改善につなげることで、訓練の効果が最大化されますし、次回以降の訓練の計画にもつながっていくことが期待できます。そこで以下では、訓練の方法や訓練の評価について説明します。

（1）訓練のプロセス

BCP に基づく訓練を無理なく実行するとともに、自事業所に BCP を定着させていくためには、BCP 全体を通した訓練を初めから無理に行おうとするのではなく、現在実施している防災訓練に事業継続に資する要素を追加したり、BCP 発動手順の一部分を取り入れた訓練（要素訓練）を実施したりすることで、従業員に着実に習得させていくことが望ましいでしょう[13]。

また、BCP に関するマニュアルでは、有事の状況をすべて想定し、それぞれの対応順序を記述することは現実的ではありません。マニュアルで想定していない状況や課題への対応について、訓練のシナリオの中でカバーすることで応用力を確認したり、状況に応じた対応方針を考えたりできる点でも訓練は有用といえます。とはいえ、訓練を実施した経験のある担当者は、「避難や安否確認などの初動訓練はイメージできるが、BCP の肝である事業継続の部分についてはどのような訓練が適当なのかわからない」といった悩みももっているようです。

ここでは**表 2-11（p.70）**の事業継続計画サマリを参考に、【リスクと重要業務の見直し】【リスク対応・対策の見直し】【事前業務の見直し】という視点から対策を評価し、訓練に落としこんでいくプロセス（計画〈企画立案〉・実施）のポイントを説明していきます。

● Step 1——訓練の計画（企画立案）
● 目的の明確化

訓練内容の企画で最も重要なのは、何を訓練すればよいのか（訓練課題の設定や内容、対象）、何をどう準備すればよいのか（被害状況設定とシナリオ）という点です。

1 回の訓練で行うことができる被害時のシミュレーションには限界があるため、どのタイミングで何をどのように行うのか、結果として得たいものは何かを明確にする必要があります。訓練の目的が明確になると、被災状況をどのように想定するかを検討することができます。それは目的に応じて、厳しい被災状況を設置するのか、ある程度インフラなどが整っている状況を設定するのか

表 2-20　訓練目的の例

> ・マニュアル等を初めて作成したので、手順を確認したい
> ・初任者向けにマニュアルの手順や各自の役割を理解させたい
> ・手順や各自の役割をどの程度理解しているのか確認したい
> ・初めて導入した資機材やシステムの使い方を理解してもらいたい
> ・マニュアルに大きな抜け漏れや誤りはないか確認したい
> 　行動手順の漏れや誤り／連携すべき他部門・関係先の漏れ／使用資機材の漏れ、仕様の誤り
> ・マニュアルどおりに動けるのか、確認したい
> 　設定した時間までに、全員に安否確認ができるか／スタッフと対策本部（事業所）は適切に連携できる
> 　か／防災機材や備蓄品等を適切に使用できるか／Web 会議ツールを用いて円滑なコミュニケーションが
> 　取れるか
> ・置かれた状況で、適切な判断ができるのか、確認したい
> 　人命安全と事業継続のバランスを取った判断ができるか／有事における行動の基本方針や自らの役割を
> 　踏まえ、災害の状況に応じた判断ができるか／事業継続のシミュレーション場面で、BCP で規定した基
> 　本的な方針に則り、自社の制約を考慮した判断（利用者や備品の優先順位等）ができるか

[SOMPO リスクマネジメント（編）：BCP の見直し・訓練・展開がわかる本, 中央経済社, p.175-176, 2021. を引用, 一部改変]

などを考えるということです。**表 2-20** にいくつかの訓練目的の例を示しています。

　訓練はあらかじめ想定したシナリオどおりに進行・完了することだけが成功ではありません。むしろ、想定どおりにいかなかったり、想定外の意見が出てきたりした場合の方が、得るものが多いこともあるでしょう。その場合、原因を追究して必要な改善を行い、次回以降の訓練内容への反映や、規程やマニュアルの見直しができれば、危機対応力は訓練前より向上したと考えてよいでしょう。大切なのは、訓練の目的をどう設定するかです。

　参考までに、浅野[14] は、医療現場の BCP 訓練のシナリオに盛り込む課題として、「被災後の情報不足」「情報の分類と意思決定」「優先課題の発見」「指揮命令系統の確立（対策本部機能の立ち上げ）」「現場指示と状況報告」「BCPに基づいた復旧計画立案」「関係機関との情報共有」「二次災害の防止」「帰宅指示（帰宅困難者への対応を含む）」「備蓄品の配布」「地域社会への貢献」等の項目を挙げています。

　訓練の実施目的は、事業所の BCP 策定状況や地域によって当然異なるでしょう。しかし、自事業所で作成した事業継続計画サマリには、リソース中心の考え方をもとに、リソースに対する 5 つの対策・対応（「防護」「節約・代替」「調達」「修理・修復」「業務縮小」）が集約されているはずです。そこで、まずは事業継続計画サマリをもとに、訓練の目的を明確にすることから始めてみましょう。

表 2-21　事業継続計画サマリに基づく訓練の例

目的	安否確認ルールの運用について「スタッフは安否確認を適切に行えるか」を確認する
訓練内容	・被災状況把握のための情報（気象庁の地震情報や津波情報等）にアクセスできるか ・衛星電話や情報入力ツール、安否確認ツールなどの連絡手段を正しく操作できるか ・対策本部の事業所要員は、被災拠点にいるスタッフからの報告内容を正しく聞き取れるか ・多数の報告事項を整理し、所定の様式に正しく入力または記載できるか ・課題を特定し、対策本部で認識を共有し、適切な指示をできるか ・各自がルールに従って自発的に行動できるか
事前準備	・連絡先リストが更新されているか ・連絡が取れない場合の対応策を全員が理解しているか

● 訓練内容の設計

　具体的にはどのような内容にすれば、訓練の効果を上げることができるのでしょうか。それには、訓練参加者に目的の行動を効率的・効果的に行ってもらえるよう、訓練参加者に判断してもらう点＝「落としどころ」を、具体的に考えていきます。例えば、訓練の目的として「マニュアルの内容の検証」を設定した場合、訓練参加者が判断するのは「マニュアルの抜けや漏れや改善点の抽出」となります。また、訓練でなければ経験できない状況を想定して被災状況を設定しますが、自事業所にとってどのような事態が危機的事象なのかを訓練の目的に沿って想定することがポイントです。さらに、訓練の状況設定は昼間だけでなく、夜間に発災する場合も考えておく必要があります。

　例えば、訓練の具体的な目的として、**安否確認ルールの運用**（**表 2-11**、リソース「ヒト」の「直後」の対策）について、「スタッフの安否確認は適切に行えるか」とした場合、「適切な連携」とはどういうことかを考えてみると訓練の企画が立てやすくなります。評価の観点も、自ずと自事業所の安否確認ルールの確認およびそのための適切な事前準備ができていたか、という点になるでしょう（**表 2-21**）。

● Step 2――訓練の実施

● 訓練方法の設定

　設定した訓練の目的を達成するためには、いくつかの訓練方法やレベルがあります。また、訓練の方法は必ずしも 1 つではなく、1 回の訓練の中で複数のやり方を組み合わせることで目的を達成しやすくすることもできます（**表 2-22**）。

表 2-22 目的に応じた訓練方法

目的	訓練方法	訓練方法の組み合わせの例
ルールやマニュアルの周知・理解	読み合わせ	
マニュアルの抜け漏れの検証	読み合わせ・実技・ワークショップ	
マニュアルどおりに動けるのかの検証	読み合わせ・実技・ロールプレイング	バックアップ切り替え手順の理解〔読み合わせ〕 実際のバックアップ切り替え作業〔実技〕
状況に応じた適切な判断ができるかの検証	ロールプレイング・ワークショップ	地震発生直後の身体安全確保〔実技〕 BCP に則った重要業務の継続＋早期復旧についての検討〔ワークショップ〕

[SOMPO リスクマネジメント（編）：BCP の見直し・訓練・展開がわかる本，中央経済社，p.177，2021．を引用，一部改変のうえ加筆]

表 2-23 複数の訓練を組み合わせる訓練の例

目的	訓練方法	訓練内容
訪問看護サービスが必要な利用者への訪問について、「訪問看護サービスの継続・早期復旧」対応について確認する	スタッフの安否確認（実技）	・人的リソースに沿った事業計画変更の判断とスタッフへの指示ができるか ※**表 2-21** を参照
	移動手段の確保（机上訓練）	・被災状況把握のための情報（気象庁の地震情報や津波情報等）にアクセスできるか ・被害状況の情報をもとに、移動の代替策が決定できるか、カーシェア利用の開始ができるか
	訪問看護サービスが必要な利用者の訪問継続（机上訓練）	・「優先的に訪問する」「訪問日を変更する」「キャンセルする」の判断・指示ができるか ・他事業所からの代行訪問の要否の判断と依頼が可能か ・他事業所が訪問を開始できるか：連絡、情報共有 ・利用者のセルフケアのための支援はできているか ・民生委員等への連絡手段を正しく操作できるか

● 人的リソースに着目した訓練の例

　例えば、発災後、訪問事業の主な移動手段である自転車の使用が困難になる、スタッフの通勤に影響が出て人的リソースが確保できないという状況を考えてみましょう。そうなると、重要事項で真っ先に挙げた「訪問看護サービス」が継続できなくなる可能性があります。この状況を想定した訓練としては、スタッフの安否確認（実技）、および BCP に則った重要事項「訪問看護サービス」

の継続・早期復旧において、**移動手段の確保**（**表 2-11**、リソース「モノ」の「直後」および「72 時間」の対策）と**訪問看護サービスが必要な利用者への訪問**（**表 2-11**、「利用者」の「直後」および「72 時間」の対策）についての検討（机上訓練）を設定することができます（**表 2-23**）。

　事業継続サマリには、リソースに対する対応・対策（「防護」「節約・代替」「調達」「修理・修復」「業務縮小」）が記載されているので、これらを活用して訓練を行うことで、網羅的な評価が期待できるのではないでしょうか。

　実際の日常業務においても、スタッフの急な欠勤や集中豪雨による人的リソースや移動手段の損失などは多少なりとも生じているでしょう。そのような事態において、利用者ごとに「優先的に訪問する」「訪問日を変更する」「キャンセルする」などの判断を行い、訪問業務を縮小したり、居住地に応じてスタッフの勤務時間を短縮して早期に帰宅させたりといった対応を行う機会があるのではないでしょうか。

　また、翌日の被害状況が完全には予測できない場合、人的リソースが確保できない状況が続くことを想定し、通常業務の縮小や訪問ルートの変更を検討することもあるかもしれません。このような日常で起こりうる事態を想定した机上訓練の設定・実施や、実際にそのような事態が起こった時に BCP を発動しておくことも、BCP をスタッフに習得させていくためには大変効果的です。

● 利用者の視点での訓練の例

　利用者の安否確認を実施する場合についても考えてみましょう。有事の際に安否確認を行うためには、新規利用者登録の際に安否確認表へ追加したり、スタッフ全員で情報を共有したり、毎月、訪問看護計画の評価を行う際にアセスメントして安否確認の優先度や必要な医療機器などを見直しながら災害対策の状況を確認したりなど、日常業務として安否確認に関連する要素の更新を行っていく必要があります。改めて考えると、それらは利用者へのサービス提供のために日常的に BCM を実施していることに近いのではないでしょうか。

　さらに、自事業所からの訪問が不可能な場合ではどうでしょうか。他事業所からの代行という対策だけではなく、利用者のセルフケア能力を強化するという視点も必要です。訪問看護の利用者が災害に直面すると、居住場所の安全確保に問題が生じるだけでなく、必要な医療処置や介護を受けられなくなり、生活の継続が困難になります。医療依存度の高い利用者には災害時個別支援計画を作成し、災害後 3 日間は利用者・家族だけでも生活が継続できるよう、平時からセルフケア能力の獲得を支援することも重要[15] でしょう。日々の訪問看護の時間は限られていますが、日常ケアの延長ととらえて少しずつ実践しておくことも、BCP の見直し・改善であるといえます。

● 地域連携の視点での訓練

　他事業所に代行で訪問を依頼するのであれば、その旨の説明や一時的な他事業所との利用者情報の共有について契約書に記載し、説明のうえ同意を得ておくことも必要になってくるでしょう。共有する利用者の情報については取り扱いの難しさもあるかもしれません。実際に、有事の際にも訪問看護の継続が必要な利用者をピックアップしてみると、必要な情報の取捨選択や優先順位がトリアージした人によって異なるということがあるようです。連携する事業所間で必要最低限の情報や優先順位のルール等について事前に決めておくなど、事業所間でのルールづくりも「平時」の準備の欄に記載しておく必要がありそうです。

　また、自事業所内の訓練でなく、各自治体が主催する防災訓練へも積極的に参加しましょう。それによって、所内の防災能力を高めるだけでなく、自治体と事業所間、または、近隣の事業所や介護施設等との連携、協力を高めることにもつながり、地域間での連携や協力体制は、災害発生時においての自事業所の事業存続に対して、大変有効な要素となります。

　災害時は、要援護者リストを持つ民生委員などが地域での支援者になります。要援護者の中には訪問看護の利用者も多く含まれていることが想定され、多くは移動介助が必要だと考えられます。そこで、地域の支援者に対して、車いすの操作方法や災害時に注意すべき感染対策について周知するとともに、実際に車いすに乗って移動の仕方を体験してもらうといった内容を訓練に組み入れている事業所もあるようです。

(2) 訓練の評価

● 評価の視点

　ガイドラインでは、実施した教育・訓練の有効性を評価するため、教育・訓練の目標をあらかじめ明確に定め、その達成度をできるだけ客観的に評価する方法を決めておき、その評価の結果を踏まえて、教育・訓練の対象、手順、内容等を継続的に改善していくことが求められる[16]とされています。

　評価は、BCP の実行可能性（計画どおりにできたか）、BCP の実効性（十分にできたか）、BCP の効率性（簡単にできたか）という視点で行います。できなかったことをできるように、十分でなかったことを期待に達するように、十分にできたとしたらより簡単にできるように再計画します。訓練終了後の振り返りをとおして、BCP の策定において準備不足はなかったか、実際にやってみて判断に誤りはなかったか、緊急時に組織が機能したかを検証してみましょう。

　訓練の評価の指標としては、チェックリスト・尺度に基づく評価、振り返りといった主観的な方法と、初動対応・優先事業活動の再開までに要した時間、

数量・回数の測定（何回、何人等）、訓練中に生じた混乱の数、といった客観的な評価方法が考えられるでしょう。今のところ、決まった評価方法や尺度はありませんが、以下に振り返りの方法について紹介します。

● 振り返りの方法

まずは、訓練全体について感想を語り合い、気付きを得ます。そして、何が問題となったか（事実ベース）、チェックリストによる評価、それはなぜか（要因）の分析を行います。要因が明らかになれば対策を立案し BCP の再計画、残存課題を中長期的に検討するというステップで振り返ることもできます[17]。

既存のチェックシート等を参考に、自事業所において必要な項目を追加して活用してもよいでしょう。ただし、チェックシートはあくまで標準的な対応についての課題を見出すものととらえ、自事業所の特性をよく理解している者同士が実際に感じたことを重視し、お互いに意見交換を行うことで、チェックリストにはない気付きを共有することができるでしょう。そのときに出た意見をその場で事業継続計画サマリに書き込んでおけば、BCP に盛り込んでいくことも容易になるでしょう。

実際の対応ベースで何が問題となったかを振り返る際には、「指示した」のか「しなかった」のか、「判断した」のか「しなかった」のか、行動の有無を明確にしましょう。そしてチェックリスト等による自己評価をもとに、結果に対する要因を分析します。例えば、「必要性を認識していたけれどできなかった」と評価したのであれば、それはなぜでしょうか。単に「人員不足」「コミュニケーション不足」ととらえるのではなく、これらを阻害する要因を考えなければ改善点も見えてきません。誰からの指示がどのように伝わった（あるいは伝わらなかった）のか、具体的な要因を明確にして対策を立案し、BCP に盛り込みます。

さらに、参加者アンケートを実施して、訓練の企画・内容（訓練の方法、所要時間等）に対しても回答を求め、訓練の質の向上を図ることも重要でしょう。

なお、対策案の費用対効果を検討する際、費用損失が大きい事業は何かを検討し、その事業に対して事前準備を行うことが効果的だと考えられます。復旧時間を指標とした事業継続への影響度の大きい被害を軽減することが、事業継続上有効な対策であると考えましょう。つまり、そのような事態が起きた後に、訪問看護のキャンセルによる訪問数の減少や臨時の出費等による経営への影響等について振り返りを行うことも、次の対策につなげるために重要なのです。

5）評価に基づく見直し・改善

(1) ISO22301 の活用

　BCP の継続的な見直し・改善を実現するためのシステム（いつ、だれが、どのように行うのか）は、どのように整備したらよいのでしょうか。

　ここで改めて、BCM すなわち事業継続マネジメントへの取り組みに関する国際規格、ISO22301 の活用について触れておきましょう。このことは、今後の発展的な活動に向けたシステム構築のヒントになるのではないでしょうか。

　多くの企業において、事業継続に向けた活動をマネジメントシステムとして取り込み、継続的改善を目指すために、ISO22301 を活用することが推奨されています。事業継続マネジメントを網羅的、体系的に整備するため、世界各国の専門家が審議・開発した ISO22301 は、マネジメントシステムの構築・運用・改善に役立ちます。想定される事業の中断に予防的に対処するための事業継続マネジメントは、多くの場合、未経験の分野へのチャレンジになります。ISO22301 を採用することは、このような新たな分野へのチャレンジにおいて、企業の知識や経験だけに限定されることなく、体系的に整理された良い事例の活用が有効である[18] とされています。

　例えば大企業には大企業固有の BCM の評価要素があります。BCM 委員会を設置しているか、内部監査役を置いているか、事業継続のための組織体制やポリシーは明確になっているかなど、より経営管理的な要素も多く含まれます。BCM が進んでいる事業所においては、定期的なモニタリング（監査）による BCM の軽微な誤りやミスのチェック、BCM の適切性、有効性、準拠性等を検証し、見直し・改善につなげることも有効です[19]。

　監査には内部監査と外部監査があります。外部の関係者あるいは第三者評価機関による監査は、必要な費用や負担が内部監査より大きくなると考えられます。内部監査の実施にあたっては、監査の頻度、方法、責任者、計画を立案するための注意点、報告、監査の基準、範囲を明確にしておく必要があります。監査の客観性、公平性を確保するために BCM 担当者以外の従業員を監査員として選定し、関連する管理者層に結果を報告した後、監査で発見された不適合とその原因を取り除くための処置をタイムリーに行う、という流れで実施されます。

　しかし、小規模事業所の訪問看護事業所では、事業所内の BCM 担当者以外の人を内部監査員として選定するには人員的な限界があると思われます。BCM を機能させるためには、基本的な防災と業務継続の 2 つを柱に、スタッ

フの訓練とリソースの確保、手順の検証といった数種の要素のみを評価の対象とするのが現実的かもしれません。

（2）地域 BCP の改善

　大規模災害発生の都度、他事業所による緊急事態対応の事例も大いに参考になります。それらを収集し自事業所に実装することも効果的です。しかし、訪問看護事業所においては、訓練の前例や好事例等の知見の蓄積は未だに少ないのが実状です。

　訪問看護事業所において、同業他社は競合相手というより地域を支える協同体のメンバーという意味合いが大きいのではないでしょうか。訪問看護事業所における効率的・効果的な BCM のためには、自事業所の BCP の運用だけでなく、自事業所で作成した BCP や被災経験、また訓練内容や評価方法、問題発見と改善内容等の知見について、地域の関連事業所とも共有し、災害時のお互いの役割を理解できるように、地域全体の活動継続力を向上させるための仕組みづくりを進めていくことも訪問看護事業所の大切な課題であり、地域貢献における役割の 1 つだといえます。

6）まとめ

　BCM は 1 回だけの事業継続計画の策定に終わらず、常に対策を改善していくことが重要ですが、いきなり完全な計画や対策ができるわけではありません。事業継続能力を高めるためには、自事業所にとってどのような事態が危機的事象になるかを検討し、重要業務を時間内に再開できるように戦略を練っておき、その戦略に基づく対策・対応を速やかに実行できるように計画に盛り込み、それらを実現するための事前対策や事業継続に係る教育・訓練、見直し・継続改善を行っていくことが必要です。ぜひそのような取り組みを繰り返して、少しずつ BCP の完成度を高めていきましょう。そして、そのことが平時から事業継続に関する取り組みを事業所内に定着させることにもつながっていくと考えます。

●引用文献
1) 内閣府：事業継続ガイドライン―あらゆる危機的事象を乗り越えるための戦略と対応―令和 5 年 3 月，p.25，2023.
https://www.bousai.go.jp/kyoiku/kigyou/pdf/guideline202303.pdf
2) 内閣府：事業継続ガイドライン第三版―あらゆる危機的事象を乗り越えるための戦略と対応―解説書，p.61，2014.
https://www.bousai.go.jp/kyoiku/kigyou/pdf/guideline03_ex.pdf
3) 林秀弥, 金思穎, 筒井智士, 西澤雅道：事業継続計画（BCP）と事業継続マネジメント（BCM）―災害対策基本法の改正を踏まえて―，法政論集，270 号，p.383，2017.
4) 磯打千雅子，白木渡，藤澤一仁，岩原廣彦，金田義行，高橋亨輔，井面仁志：行政組織

におけるBCP（事業継続計画）の実態と効果的なBCMSの提案，土木学会論文集（安全問題），72（2），p.I-63，2016.
5）寺田英子：事業継続マネジメント（BCM）の構築，コミュニティケア，23（14），p.33-35，2021.
6）全国訪問看護事業協会編：訪問看護ステーションの災害対策 第2版［追補版］，マニュアルの作成と活用，p.17，日本看護協会出版会，2023.
7）前掲1），p.15.
8）前掲2），p.41.
9）前掲6），p.17.
10）前掲1），p.30.
11）前掲2），p.62.
12）昆正和，小山隆：［実践］BCM運用・定着マニュアル，p.119，オーム社，2010.
13）中小企業庁：中小企業BCP策定運用指針第2版—どんな緊急事態に遭っても企業が生き抜くための準備—BCP策定・運用状況の自己診断（中級コース），p.4-51，2022.
https://www.chusho.meti.go.jp/BCP/contents/level_b/BCPgl_03b_6.html
14）浅野睦：今すぐできる！ BCPの実効性を高める災害対応シミュレーション，p.38，日本医療企画，2014.
15）前掲5），p.33-35.
16）前掲2），p.61.
17）前掲14），p.54
18）深田博史，寺田和正（2021）：見るみるBCP・事業継続マネジメント・ISO22301，p.63，日本規格協会.
19）前掲1），p.30.

●参考文献
・SOMPOリスクマネジメント編：BCPの見直し・訓練・展開がわかる本，中央経済社，p.175-177，2021.

3章

BCM に基づく連携

1 事業継続のための連携とは

　災害時に起こりうるさまざまな危機的状況や問題に一事業者だけで対応し、事業を継続することはきわめて困難です。裏を返すと、そのような状況が災害であるとも言えます。そのため、災害下において事業所の事業継続の可能性を高めると同時に、地域の看護・介護サービスも継続・回復させるためには、利用者、同業者、他業者、行政、ボランティアなど、地域におけるさまざまな主体との助け合い、協力が必要になります。このような助け合いや協力は災害時に突然できるようになるわけではなく、平時からのつながりや準備も必要となります。そこで、一事業者の枠を超えて自社と地域の事業継続性をより高めるために重要とされるのが"連携"です。

　それでは、"連携"とはいったい何をすることを言うのでしょうか？　また、どうすれば適切な連携が実現できるのでしょうか？　連携という言葉は日常でもよく使われますが、具体的なイメージや理解ができる人は少ないと思われます。そこで本節では、まず"連携"の意味について確認しておきます。

1）連携の定義

　"れんけい"を表す漢字には「連係」「連繋」「連携」の3つがあります。最初の2つは、人や物事がつながっていること、関係性をもっていることを意味します。一方、「連携」はつながりや関係性がある状態というよりは、それをもとに一緒に何かを行うといった意味が含まれます。例えば広辞苑には「同じ目的を持つ者が互いに連絡をとり、協力し合って物事を行うこと」とあります。ここから"共通の目的"の存在や"協力する"といった活動が含まれることがわかります。

　また、連携の英語訳は coordinate ですが、coordinate の語源は、"一緒に"を表す接頭辞の co- とラテン語で"配置する、並べる"などの意味の or-dināre の合成語で、「一緒に配置する、整理する、並べる」という意味です。単に何かを一緒に行うというよりは、調整された、整合されたといったイメージも含まれることがわかります。さらに coordinate の意味は、学術的にも議論されています。例えば Olson らは、coordinate の本質を「活動間の依存関係のマネジメント」[1] であると説明しています。ここでいう依存関係とは、他者とのリソースの競合や役割分担、タスク実施の順序関係などを意味します。

これらをうまく調整することで共通の目的を達成することを、連携と定義しています。

2) 連携で何をするのか

"同じ目的の達成のために、互いに活動を調整しながらうまく協力する"という、連携の一般的な意味が明確になったと思います。一方で、災害時の連携を具体的に計画・実践するうえでは、やや大雑把な定義に思えます。例えば連携の説明に「物事を行うこと」とありましたが、災害時には何を行うのでしょうか？ また「協力し合う」や「依存関係のマネジメント」ともありましたが、これはどうすればうまくいくのでしょうか？ そこで、「何」を「どうすれば」連携がうまくいくのか、災害時の事業継続における連携の具体的意味について考えてみたいと思います。

まず、前章で説明したリソースの観点からすると、事業者や自治体にとって災害とは、いろいろな原因でヒトやモノ、カネなどのリソースが足りなくなる状況であり、災害対応とは、"リソース不足を解消する活動"と言い換えることができます。したがって、災害時の事業継続や地域継続のための連携の目的は、地域や事業者間で、協力してヒトやモノ・カネといったリソースを確保することと言い換えることができます。

では、協力してリソースを確保することがうまくいくために「どうすれば」よいのでしょうか？ 必要なこと、条件とは何でしょうか？ 明解な答えはありませんが、連携をうまく実現するために必要な条件として、次項では「相互信念」という概念を紹介します。

3) 連携に必要な条件

「相互信念」とは哲学の分野で議論されてきた概念で、他者とうまく協力できているときにお互いの心の中で成立している対人信念のことを指します[2]。例えばAさんとBさんが協力して何か（X）を行うためには、下記の条件（**表3-1**）が双方の心の中で成立していることが必要とされ、この時、互いに相手を理解し、信じ合っていることを「相互信念」といいます。この相互信念が主体の間で成立していること、またそれを成立させることが、連携をうまく進めるために必要な条件といえます。

4) 災害時の連携とは

ここまでの説明をまとめて、災害時の事業継続や地域継続における連携の定

表 3-1　相互信念が成立する条件

①	A さんは、X における自分の役割をはたそうとしている。 A intends to do A's part of X.
②	A さんは、「B さんが『X における B さんの役割』をはたそうとしている」ことを信じている。 A believes that B intends to do B's part of X.
③	A さんは、「B さんが『A さんが [X における A さんの役割] をはたそうとしている』ことを信じている」ことを信じている。 A believes that B believes that A intends to do A's part of X.
④	B さんの心の中でも①〜③が成立している。

義を示します。リソース中心の BCP と相互信念の考え方に基づくと、災害時における連携とは以下のように説明できます。

① **必要なリソース確保への協力**：必要なリソース（ヒト・モノ・カネ、情報等）を、必要な時に、必要な場所に、必要な量・質、存在させること。
② **相互信念の成立**：リソース確保の方法について、それに携わる主体間で相互に了解が取れていること。

　このように連携を定義すると、連携を計画するためには、「リソース分配・共有の手順・段取りを具体的に決めておくこと」「役割分担を明確にし、互いの役割を相互に理解しておくこと」が重要です。

5）連携の構築と相互信念の醸成

　ここでは、連携を構築するためのアクションと相互信念を醸成するための一案を示します。**表 3-2** はリソース確保にかかわる連携構築の大まかな流れです。観念的な手順にとどまっているため、実際にこの流れの通り進めることは簡単ではないと予想されますが、連携構築の全体像をつかむうえでは役立つでしょう。連携構築の具体事例については、次章や、厚生労働省老人保健健康増進等事業でまとめられた連携体制整備推進の手引き[3] などを参照してください。

（1）連携の構築

　連携の構築にあたっては、まず連携の目的を明確にする必要があります。目的が曖昧だと、連携に関与すべき主体や具体的な活動を議論することが難しくなります。ここでいう目的とは、リソース中心の考え方に立つと、「確保すべき対象リソースを定めること」と同じ意味になります。例えばスタッフの相互支援や情報共有といった目的から対象リソースが定まれば、その達成のために、

個人・組織を含めて誰が必要で、誰が必要でないのか、といった関与すべき主体が明確に把握でき、つながりの構築がよりスムーズに行えるようになると期待できます。

　連携に関与する主体がそろったら、具体的な連携の内容、すなわち、災害時に予想されるリソース不足の状況とそれに対するリソース確保のための活動を明確にしていきます。連携の内容が見えてきたら、各主体がもつリソース（能力、権限なども含む）を確認し、役割分担を決めつつ、実行に向けた具体的な活動内容まで落としこんでいきます。**表3-2** の最初の４項目は、具体的な連携の内容が定まらなくても進められるため、まずはここまで検討しておくとよいでしょう。

　一方、残りの３項目は"言うは易く行うは難し"という項目になります。これらは、ただ誰かが決めればよいというわけではなく、各主体の間で相互信念が成立していること、すなわち、連携の詳細や役割についての相互理解、齟齬の解消がなされていることが必要になります。

(2) 相互信念の醸成

　「こうすれば必ず相互信念を醸成、獲得できる」という実践的な方法は確立されていません。そこで、相互信念を醸成するための一案として、災害時の事業継続、地域継続における相互信念の醸成に資する３つの問い（**表3-3**）を紹介します。

　これらは相互信念の定義に沿った問いになっており、各主体間の期待のすれ違いの評価に関する研究[4] に基づいています。１番目の問いは、連携して何かを行いたいときに、自分たちが理解している自分たちの役割や能力（自己期待）を明確にするための問いです。同様に、２番目の問いは、相手の役割や能力に対する期待（相手への期待）を、３番目の問いは、自分たちが予想する相手の自分に対する期待（相手からの期待に対する信念）を明確にするための問いです。これら「自己期待」「相手への期待」「相手からの期待に対する信念」が関連する主体間でお互いに矛盾なくかみ合っているときに、連携は力を発揮しま

表 3-2　連携構築に向けた流れ

アクション	内容
目的の確認	確保すべき対象リソースを確認
主体の把握	連携に関与する主体（個人・組織）候補を把握
つながりの構築	コミュニケーションできる方法、場の構築
リソース・能力の把握	各主体のもつリソース（ヒト、モノ、情報、能力、権限等）を確認
リソース確保方法の設定	分配・共有・再調達などのリソース確保方法を明確化
計画と調整	段取りを詳細化（who, when, where, what, how much）
役割分担	各主体が何をするのか確認

表 3-3　相互信念の醸成に向けた問い

地域継続における課題や具体的なリソース確保に関して： ・確保・提供できるリソースやその数量・質について ・保持している・提供できる情報について ・確保・提供のタイミングや場所について ・その他　具体的な方法について　など	
1番目の問い	自分たちができること、やるべきことは何か？
2番目の問い	他の組織に期待することは何か？
3番目の問い	他の組織から自分たちに期待されていると思うことは何か？

す。

　通常、相互信念は日々の活動における協力をとおして自然に形成されていくものですが、災害時の連携といった非日常の活動ではそれが期待できないため、何らかの工夫が必要です。例えば災害時の地域継続、災害対応における課題や連携による具体的なリソース確保に関して、**表 3-3** の 3 つの問いをそれぞれの関連主体に投げかけ、「自己期待」「相手への期待」「相手からの期待に対する信念」をそれぞれが明確にし、これらの回答を関連主体間で共有、議論する場を設けるといった活動が必要になるかもしれません。

　そのような議論を通して、他組織に対する、間違った期待や過剰な期待が明らかになったり、自分たちでは気づかなかったが、自らがもっている強みがわかったりするなど、相互信念の醸成や連携の計画の詳細化に役立つことが期待できます。

●引用文献

1) Olson G.M., et al.（Eds）：Coordination Theory and Collaboration Technology, Psychology Press, 2001.
2) Tuomela R. and Miller K.：We-Intentions, Philosophical Studies 53（3）：p.367-389, 1988.
3) 令和 4 年度 厚生労働省 老人保健健康増進等事業：新興・再興感染症や災害時に自治体が介護保険サービスを提供継続するための連携体制整備推進の手引き　訪問看護事業所連携編，2023.
https://www.jmar.co.jp/2023/llgr4_34_guide.pdf
4) Kanno T., et al.：A Method for Conflict Detection based on Team Intent Inference, Interacting with Computers, 18（4）：p.747-769, 2006.

② / 訪問看護事業所同士の連携の ポイント

1）訪問看護事業所が考える有事の連携先

　現在、訪問看護事業所の看護職員数は、常勤換算で３人から５人の事業所が約半数となっていることから、自施設だけでは有事に対応しきれない事業所が多数存在することが想定できます。訪問看護事業所が有事の際に介護保険サービスを継続して提供するため、連携の検討体制に参加している関係者・機関の上位は、「訪問看護事業所」「訪問看護連絡協議会」でした（**図3-1**）。

　このことから、訪問看護事業所の事業継続や地域継続で最も頼りにしているのは同業者であり、同業者で助け合える仕組みを整備することが大切であると

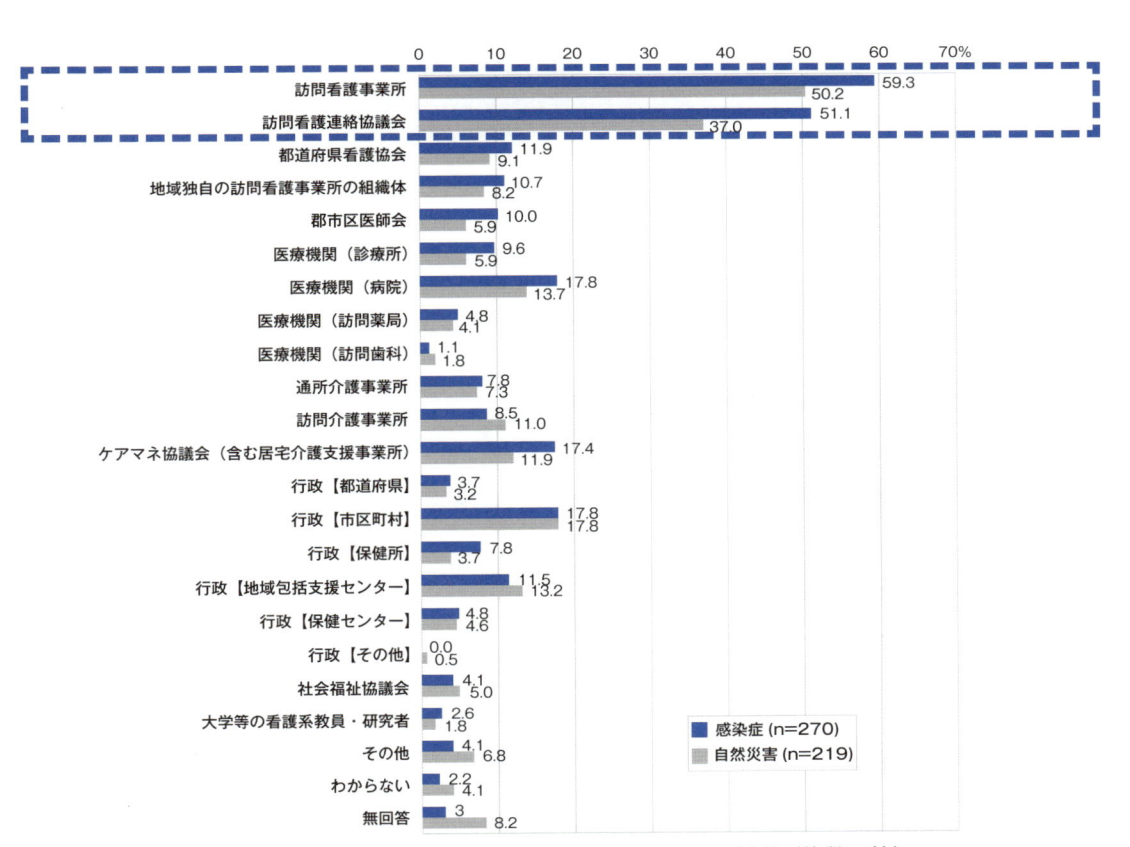

図3-1 連携体制のある訪問看護事業所で検討体制に参加している関係者（複数回答）

［日本能率協会総合研究所：新興・再興感染症や災害時に自治体が介護保険サービスを提供継続するための連携体制整備推進の手引き，令和４年度　厚生労働省　老人保健健康増進等事業，p.11，2023．］

わかります。

2) 他訪問看護事業所との連携

　一般社団法人全国訪問看護事業協会では、「訪問看護ステーションの災害、新興・再興感染症発生時の地域連携ツール」（以下、連携ツール）を作成し、訪問看護事業所が一時的に休止や縮小した活動を余儀なくされた場合でも、利用者が安心して地域での生活が続けられるように、単独の訪問看護ステーションのみで対応するのではなく、さまざまな機関と連携することで看護ケアを継続するという仕組みを提案しています。

　連携ツールでは、近隣の訪問看護ステーションとの連携内容について、「有事の際の利用者の移管」「利用者情報の授受」「利用者対応」としています。これを機能させるためには、平時から利用者ごとのトリアージを行い、主治医やケアマネジャーとも事前に有事の際の代替サービスを提供する仕組みを共有するほか、訪問回数を変更する可能性についても検討しておく必要があります（**表 3-4**）。

　さらに、有事の際の対応について事前に利用者へ説明を行い、承諾書を取り交わしておきます。相互支援が必要となるレベル（BCP の発動）や代替サービス提供時の保険請求の方法等についても取り決めておく必要があります。

表 3-4　緊急時対応における協力ステーションとの協働

※「訪問看護ステーション」は「ステーション」と略

	休止・縮小ステーション	協力ステーション
利用者移管	利用者のトリアージを行い、移管の協力要請をする	受け入れ可能かを確認し、協力の返答をする
訪問看護指示書	主治医へ協力ステーションに訪問看護指示書の発行を依頼する	主治医と連携し、訪問看護指示書を受理する
ケアプラン	ケアマネジャーにケアプランの変更を依頼する	ケアマネジャーからケアプランを受け取る
情報提供	利用者情報を提供する	利用者情報を受け取る
利用者対応	移管の説明をする	新規契約し、訪問を開始する
情報共有	訪問状況の報告頻度、日々の記録、報告書の保存方法を取り決める	
	報告書を受け取り、利用者の情報を共有する	報告書を作成し、休止・縮小ステーションへ提供する
保険請求	月途中の移管の場合は、ケアマネジャーに実績を報告し、保険請求する	ケアマネジャーに実績報告をし、保険請求する

[一般社団法人全国訪問看護事業協会：訪問看護ステーションの災害、新興・再興感染症発生時の地域連携ツール〜訪問看護を継続して提供するための相互支援の仕組みづくり〜, p.3, 2023.]

3）訪問看護ステーション連絡会・協議会・連絡協議会との連携

　連携ツールには、有事の際に利用者を移管するための連携体制が**図3-2**のように示されています。地域の訪問看護ステーション連絡会・連絡協議会等（以下、連絡会）を通じて、被災したステーションと協力ステーションのマッチングや調整が行われる仕組みです。また、**図3-3**のように連絡会が仲介した場合のシミュレーション例も提示されています。

　熊本県訪問看護ステーション連絡協議会では、熊本県内で災害が発生した場合、速やかに被害状況を把握し、必要な支援が十分届くようにするための取り組みとして、加入している訪問看護ステーションを対象に、ペアステーション同士での確認ができる仕組み[1]をつくっています。災害による被害が大きければ大きいほど、声を上げられなかったり、連絡する手段を失っていたりするものです。これらを補完するために、近隣の事業所同士で確認し合う仕組みとなっています。さらに、平時からペアステーション同士で連携し合うことで、新規事業所の看護力を高めたり、得手不得手を補完し合ったりする機能の付与も検討されています。

　いずれの取り組みも、連絡会に加入していることで活用できる仕組みとなっていますので、自施設だけでは有事の対応が難しいことが想定されている事業所は、連絡会等に加入しておくことをおすすめします。一方、自組織の関連施設同士で助け合える仕組みが整っている事業所では、各地域の訪問看護事業所や地域全体の保健医療福祉活動の継続のために、豊かな資源を投入していくことが望まれます。

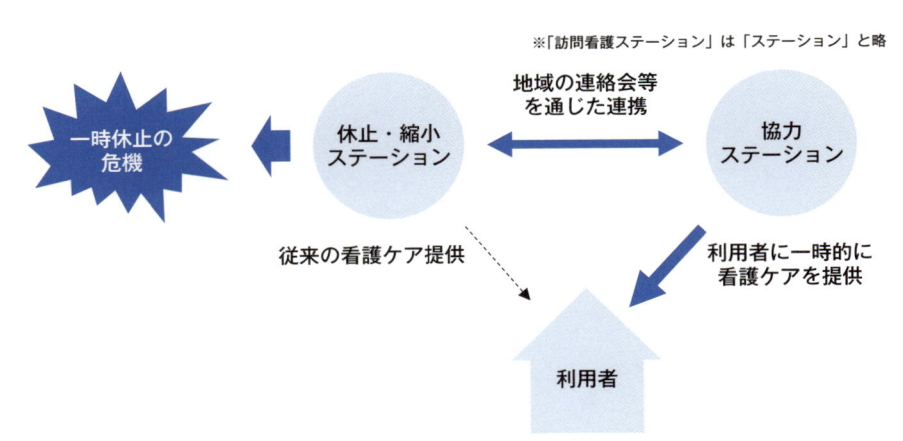

図3-2　利用者を移管するための連携体制イメージ

[一般社団法人全国訪問看護事業協会：訪問看護ステーションの災害、新興・再興感染症発生時の地域連携ツール～訪問看護を継続して提供するための相互支援の仕組みづくり～, p.2 より改変, 2023.]

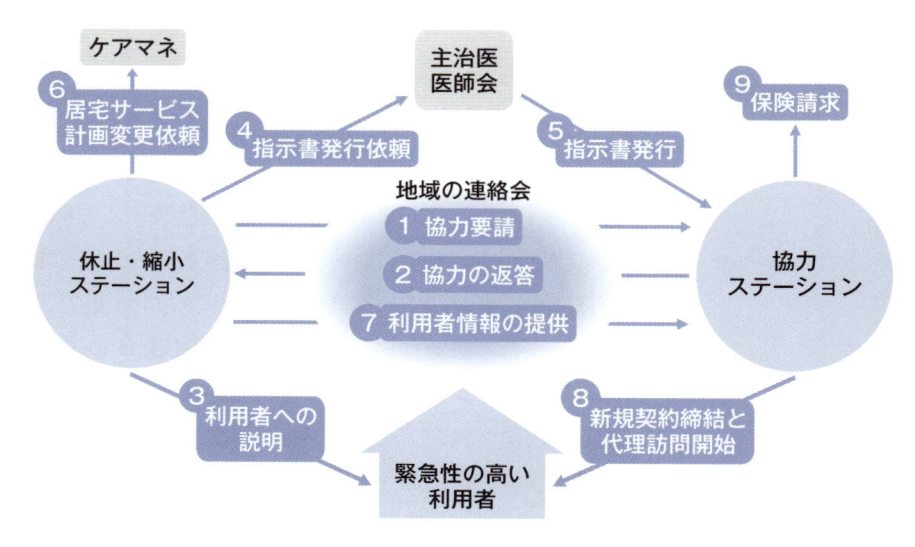

☆ 連絡会が訪問看護ステーション同士を仲介する場合（上図参照）

※「訪問看護ステーション」は「ステーション」と略

> **1 協力要請**：休止・縮小ステーションは、連絡会で取り決めた連絡方法（チャット等）を使って、利用者移管の協力要請をします。
> **2 協力の返答**：協力可能なステーションは、連絡会で取り決めた連絡方法を使って、協力可能である旨を返信します。
> **3 利用者への説明**：休止・縮小ステーションは、協力ステーションが看護ケアを引き継ぐことを利用者に説明します。
> **4 指示書発行依頼**：休止・縮小ステーションは、主治医に訪問看護指示書の発行を依頼します。
> **5 指示書発行**：協力ステーションに対して訪問看護指示書を発行してもらいます。
> **6 居宅サービス計画変更依頼**：休止・縮小ステーションは、ケアマネジャーへ居宅サービス計画の変更を依頼します。
> **7 利用者情報の提供**：休止・縮小ステーションは、協力ステーションへ利用者情報を提供します。
> **8 新規契約締結と代理訪問開始**：協力ステーションは、利用者と新規契約を締結し、訪問看護を開始します。
> **9 保険請求**：協力ステーションは、あらかじめ定めた取り決めに従って、休止・縮小ステーションとの情報共有や保険請求をします。

図 3-3　連絡会が仲介するパターン（例）

［一般社団法人全国訪問看護事業協会：訪問看護ステーションの災害、新興・再興感染症発生時の地域連携ツール～訪問看護を継続して提供するための相互支援の仕組みづくり～，p.7 より改変，2023.］

●引用文献

1) 熊本県訪問看護ステーション連絡協議会：2022 年度版災害対応マニュアル．http://www.kumamoto.med.or.jp/houkan/houkoku_7_manual.pdf

3 / 多職種・関係機関との連携のポイント

1）主治医や医師会、薬剤師との連携

　　有事の際の利用者ごとの対応方針については、主治医との話し合いが必要です。特に、訪問看護指示書の発行方法とその指示書が緊急時に看護師が対応可能な内容となっているかについては、平時に緊急事態が起こった場合でも同様の対応をとりますので、各利用者に起こり得る緊急事象を想定した取り決めをしておくとよいでしょう。

　　特に、終末期や難病の利用者では、利用者の状況や各々の疾病特性に応じて特別な薬が必要となります。災害時に避難所等を巡回する応援医療チームでは最低限の薬しか持ち合わせていない状況があるため、有事を見据えた処方についてもある程度検討しておく必要があります。

　　さらに、処方薬をどのように確保し、利用者に届けるかについて、薬剤師との連携が必要です。代替薬の提案も含めて、災害時でも柔軟に対応できるように事前に取り決めておくとよいでしょう。

2）介護サービス提供者との連携

　　「団塊の世代」が 2025 年に 75 歳以上の後期高齢者となり、2040 年には 90 歳以上となります。このような状況を踏まえ、多職種・関係機関との連携の必要性に関して、厚生労働省「在宅利用及び医療・介護連携に関するワーキンググループ」が 2022（令和 4）年にまとめた「在宅医療の提供体制について」から、訪問看護の必要量（**図 3-4**）について、改めて確認しておきましょう。

　　まず「年齢階級別の訪問看護の利用率（2019 年度）」を見ると、75 歳を超えたあたりから介護保険による利用率が高まっています。さらに「年齢階級別の訪問看護の将来推計（医療保健＋介護保険）」では、2040 年度には訪問看護を利用する人の 85.3％が 65 歳以上となり、中でも 75 歳以上の割合が増える（73.6％）ことがわかります。

　　なお、訪問看護の利用者数は、多少の地域差はあるものの、多くの二次医療圏（198 の医療圏）において 2040 年以降にピークを迎えることが見込まれる[1]

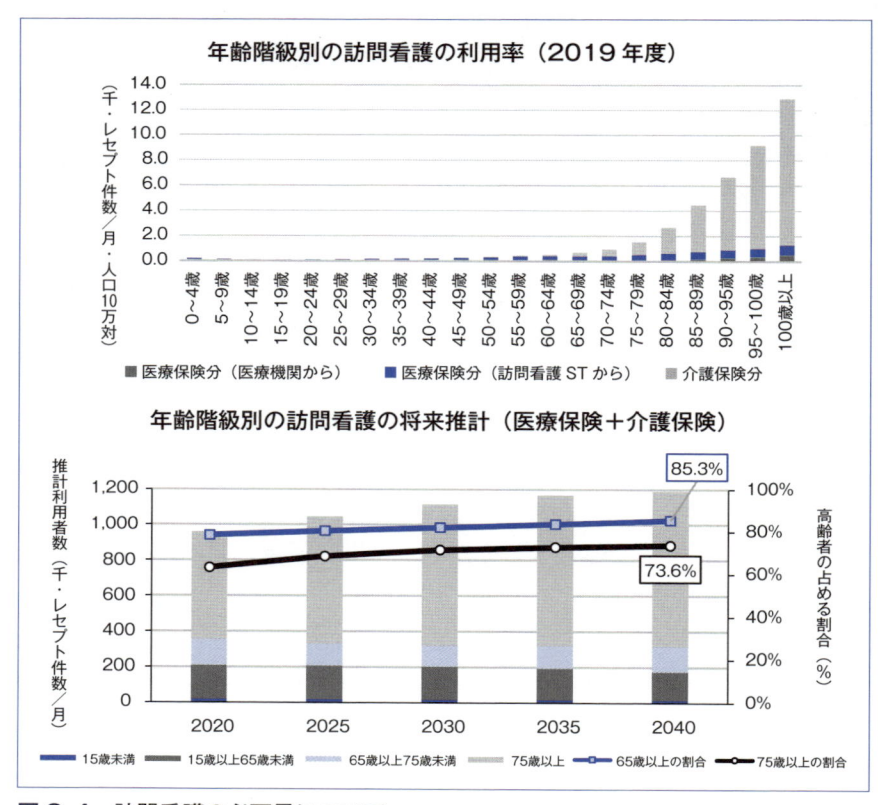

図 3-4　訪問看護の必要量について

［厚生労働省：在宅医療の提供体制について，第 6 回在宅利用及び医療・介護連携に関するワーキンググループ　令和 4 年 9 月 28 日　資料，p.10，2022．https://www.mhlw.go.jp/content/10800000/000994910.pdf］
【出典】
利用率：NDB，介護 DB 及び審査支払機関（国保中央会・支払基金）提供訪問看護レセプトデータ（2019 年度訪問看護分），住民基本台帳に基づく人口（2020 年 1 月 1 日時点）に基づき，算出．
推計方法：NDB データ（※ 1），審査支払機関提供データ（※ 2），介護 DB データ（※ 3）及び住民基本台帳人口（※ 4）を基に作成した 2019 年度の性・年齢階級・都道府県別の訪問看護の利用率を，二次医療圏の将来推計人口（※ 5）に機械的に適用して推計．なお，福島県については，東日本大震災等の影響により，市町村別人口がないことから推計を行っていない．
※ 1：2019 年度における在宅患者訪問看護・指導料，同一建物居住者在宅患者訪問看護・指導料及び精神科訪問看護・指導料のレセプトを集計．※ 2：2019 年度における訪問看護レセプトを集計．※ 3：2019 年度における訪問看護費または介護予防訪問看護費のレセプトを集計．※ 4：2020 年 1 月 1 日時点の住民基本台帳人口を利用．※ 5：国立社会保障・人口問題研究所「日本の地域別将来推計人口（平成 30 年推計）」（出生中位・死亡中位）を利用．

とされています。さらに、独居や認知症のある高齢者も増えていくことが予測される中、ケアマネジャーをはじめとする介護サービス提供者等との平時からの連携がますます重要となります。

　高齢の利用者やその家族を支えるための介護サービスは、災害時にも継続して提供されることが必要ですが、実際にはリソース（ヒト）の不足によりサービス提供が途絶えることが多い現状もあります。その理由は、訪問看護師と同様に、サービス提供者自身の家族の育児や介護、交通手段の断絶等で仕事に行くことができなくなる場合があるからです。そのため、平時からケアマネジャーや介護職員等と共に個別の災害時の計画を立て、一緒に災害時のシミュレーションを行う機会を設けるとよいでしょう。災害時、利用者や家族が平時の暮らしをすみやかに取り戻せるように、介護サービス提供者とは平時からより一

層の連携が必要であり、災害等に備えたマネジメントを常に意識すること自体が連携のポイントとなります。

3）地域包括支援センターとの連携

地域包括支援センターの主任ケアマネジャーの役割として、「地域の関係機関とのネットワーク構築」や「地域住民の意識づくり」が期待されているものの、通常業務に追われてこれらの業務に十分にコミットできていないことがわかっています[2]。

災害時であっても平時にできていることはそのまま活かされるため、平時から主任ケアマネジャーが地域にかかわる業務にも意識を向け、資源を調整できるように、訪問看護師が働きかけることで連携が深まります。さらに、地域の関係機関とのネットワーク構築等を進める中で、災害時を想定してかかわっていくことも可能となります。

また、災害時は、避難所および在宅で生活不活発病となるリスクがあり、元気に暮らしていた高齢者でも要支援・要介護状態になる可能性があります。訪問看護師は平時からケアにアウトリーチを用いており、利用者だけでなくその家族も看護の対象としていることから、家族等の体調の変化もいち早くキャッチすることができます。元気に暮らしていた高齢者が災害をきっかけに要介護となる前に、要支援の段階でサービスを導入できるようにするためにも、地域包括支援センターの主任ケアマネジャーとの連携は必要です。

さらに、高齢者が生活不活発病にならないようにするためには、地域包括支援センターの保健師等の看護職との協働も必要となります。また、認知症や障がいのある高齢者に、有事の際の権利擁護に係る問題等が発生した場合は、社会福祉士等との連携も必要となります。いずれの専門職も、個別の問題を中学校区単位の地域の問題としてとらえ、地域全体の保健医療福祉を担保する機能を活かした対応ができることから、災害時に個別および中学校区での対応を期待して、平時からの地域 BCM を見据えた連携が重要となります。

具体的な方策としては、主任ケアマネジャーが中心となって開かれる地域ケア会議（**図 3-5**）において、個別ケースの検討等から、訪問看護事業所が有事の際にできること・できないことなどを伝えたり、どの機関にどのようにつなげればよいかなどを地域ごとに話し合うとよいでしょう。

4）病院・医院との連携

医師や入退院支援看護師との平時からの連携は、有事の対応にも活かせます。平時における連携を進めながら、災害時の対応も検討していくことが連携のポ

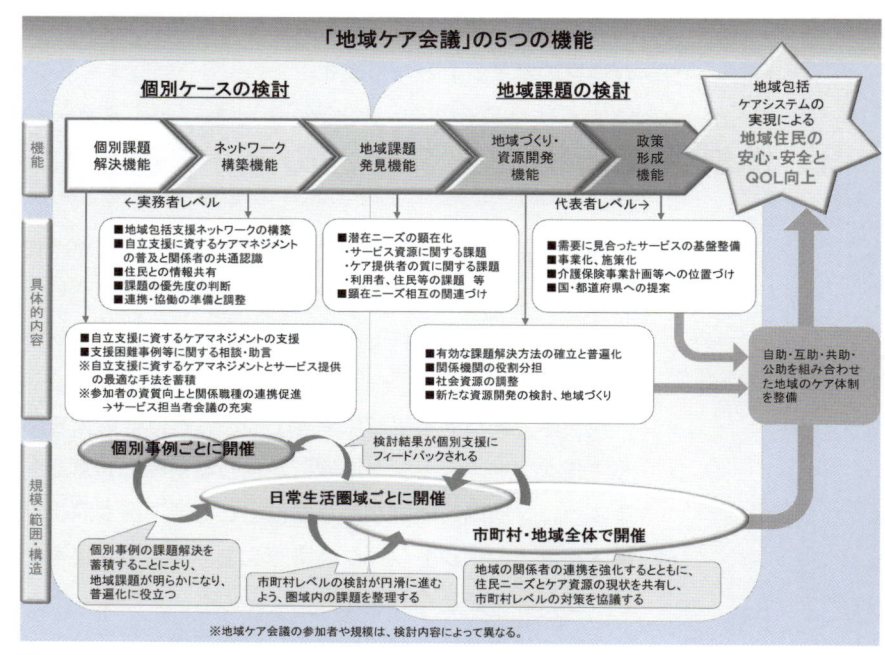

図 3-5　地域ケア会議の 5 つの機能

[厚生労働省：地域ケア会議の概要, p.2. https://www.mhlw.go.jp/content/12300000/001236582.pdf]

イントになります。

　2011（平成 23）年から厚生労働省医政局施策として「在宅医療・介護連携の推進」が実施され、2015（平成 27）年から市町村が行う事業として位置づけられました。その後、2020（令和 2）年の介護保険法改正により、切れ目のない在宅医療と介護の提供体制を構築するため、「在宅医療・介護連携推進事業の手引き」等が見直されました。そして、2023（令和 5）年から第 8 次医療計画の準備が進められ、外来機能報告、在宅医療および医療・介護連携、救急・災害医療提供体制等を強化する取り組みが行われています。

　「令和 4 年度在宅医療・介護連携推進支援事業に係る調査等事業実施内容調査報告書」[3] によると、特に「日常の療養支援」「看取り」「急変時の対応」「入退院支援」という 4 つの場面を意識した取り組みについて、すでに取り組んでいる割合は、「日常の療養支援」が 78.2%、「入退院支援」が 78.1% と高く、「看取り」は 58.8%、「急変時の対応」が 43.8% で、進み方に差異が見られています。今後力を入れるべき「看取り」の場面に係る取り組みでは、「人生の最終段階における意思決定支援等の施策（ノート、パンフレットの作成、記入支援等を含む）」が 71.9% と最も多いことがわかっています[3]。

　これらは国を挙げての取り組みであるため、同じ地域にある病院や医院と連携をしようとする際に、「日常の療養支援」「看取り」「急変時の対応」「入退院支援」という 4 つの場面を意識すると行政からの後押しを得られやすく、スムーズに連携が進むといえます。

とりわけ、取り組みが遅れている「看取り」「急変時の対応」といった場面での意思決定支援は、災害時のような有事の際にも必要となります。これらを連携のきっかけとするため具体的には、人生の最終段階における意思決定支援の際に、災害時の想定も入れて共有するところから始めるとよいでしょう。

5）小児や障がい・難病をもつ療養者を支える人々との連携

訪問看護の対象である小児や難病・障がいをもつ療養者は、平時から相談支援専門員や専門性の高い医療機関・医院との連携が欠かせません。2024（令和6）年度の障害福祉サービス等報酬改定[4]では、主に「地域生活支援拠点の充実」「拠点コーディネーターの配置」「障害者支援施設からの地域移行」「障害者の意思決定支援の推進」「障害者虐待の防止・権利擁護」「業務継続に向けた感染症や災害への対応力強化」「重度障害者入院時の特別なコミュニケーション支援」「医療的ケア児の成人期移行対応」「グループホームから希望する一人暮らし等支援」等、「自立生活援助・地域移行支援・地域定着支援の充実」に係る改定が行われました。訪問系サービスについても、障がいの重度化や障がい者の高齢化等に係るニーズへ対応できるように、居宅介護における通院介助や重度訪問介護における同行支援等の加算が算定され、また障がい者の就労支援や医療的ケア児への質の高い発達支援等も丁寧に見直されました。

小児や障がい・難病をもつ療養者は、災害時要配慮者の中でも特別な支援が必要とされます。一方で、施設から地域への移行、地域での一人暮らし等が進められていることから、訪問看護事業所としては、相談支援専門員等の拠点コーディネーターや各専門病院、就業場所、学校等との連携がさらに必要となるといえます。

また、共同生活援助（障害者グループホーム）の支援の質の確保のための取り組みとして、利用者・家族のほか、地域の自治会や民生委員等の関係者など外部の視点を取り入れるため、2025（令和7）年から「地域連携推進会議」の設立・開催が義務づけられました。訪問看護師が専門家として参加する機会はないかもしれませんが、「グループホームから希望する一人暮らし等支援」が進んだ際には訪問看護の対象者となる可能性もあるため、地域包括ケアシステム内における上記のような動きを理解しつつ、平時から相互に助け合うことで、災害時のつながりも確保できると考えます。

6）地域包括ケアシステムの中の BCM

2022（令和4）年度から2023（令和5）年度にかけて「在宅医療の災害時における医療提供体制強化支援事業」が遂行され、26のモデル地域におい

て地域 BCP の取り組みが進められました。各モデル地域の報告[5] ではいくつかの課題が明らかになっており、地域の保健医療福祉を支える複数の機関で今後対応していくという旨の報告がなされています。課題の例として、「介護関係事業所が多く新規開業しているが、こういった事業所の情報を把握するのが困難。同事業所間で助け合う計画がない」「同業種間の日常的なつながりも希薄」「事業所間を縦横的に動き、調整、決定できる人材やシステムがない」「地域視点での有事体制に関して、各事業所がどのように感じているかが不明」「在宅療養支援診療所等の医療機関については自施設の BCP 策定が義務化されておらず、他施設との温度差がある」などが挙げられており、これらはいくつかの地域で共通していることが示されています。

　このように、モデルとなるような地域であっても、今まさに事業所を越えた地域 BCP の話し合いが始まったばかりであることが明らかになっています。今後、介護事業所や訪問看護事業所等の新規開設も増えていくことが予測される中で、訪問看護事業所間の支援体制を毎年更新させながら、多職種や関係機関とも連携し続けるといった無限の仕組みをつくっていく必要があるといえます。さらに、各担当者が交代しても同じように役割を遂行できるように、厚みをもたせた後継者育成も念頭に置いて検討していく必要があり、この取り組みこそが BCM といえます。つまり、地域の保健医療福祉の連携に係る話し合いを継続できるようにマネジメントし、PDCA サイクルを循環させ続けていく必要があるのです。

　一方、被災経験のある地域では、災害等のシミュレーションを共有できるため、より具体的な検討を進めることが可能です。実際に東日本大震災で被災したある地域では、被災して活動できない事業所があっても、要介護者や在宅避難者を支えられるネットワークを構築しています。そこでは、訪問看護事業所、地域包括支援センター、居宅支援事業所、通所介護事業所、訪問介護事業所、福祉用具貸与事業所、訪問入浴事業所、タクシー事業所、施設（それぞれ 1 ～ 7 事業所）で検討を重ね、例えば統一様式を用いた情報の集約と共有のルールづくりなどの取り組みを続けているのです[6]。

　なお、被災経験がなくても、すでに医師会や地域包括支援センター等が中心となってネットワークを構築している地域もあるでしょう。地域の保健医療福祉に係る連携は、いろいろな場面でなされているものであり、既存のネットワークを活用し充実させていくことで、災害時等の話し合いも継続しやすくなります。以前から地域でネットワークを構築できているようなら、その中で災害時等の BCM の視点を踏まえて話し合うとよいでしょう。

●引用・参考文献

1）厚生労働省：在宅医療の提供体制について，第 6 回在宅利用及び医療・介護連携に関す

　　るワーキンググループ　令和 4 年 9 月 28 日　資料，p.10，2022．https://www.mhlw.go.jp/content/10800000/000994910.pdf

2）平原優美：ケアマネジャーとの連携—訪問看護ステーションの立場から—，厚生労働省老健局 第 2 回ケアマネジメントに係る諸課題に関する検討会（ヒアリング）令和 6 年 5 月 9 日　資料，公益財団法人日本訪問看護財団，p.5，2024．https://www.mhlw.go.jp/content/12300000/001252712.pdf

3）富士通総研：令和 4 年度在宅医療・介護連携推進支援事業に係る調査等事業実施内容調査報告書，2023（令和 5）年 3 月，p.83，91，2023．https://www.fujitsu.com/jp/group/fri/report/elderly-health/2022homecareseminar-report.pdf

4）厚生労働省：令和 6 年度障害福祉サービス等報酬改定における主な改定内容，障害福祉サービス等報酬改定検討チーム，令和 6 年 2 月 6 日，2024．

5）山岸暁美：連携型 BCP・地域 BCP 策定モデル事業，厚生労働省 在宅医療の事業継続計画（BCP）策定に係る研究，厚生労働科学特別研究事業，2022-2023，一般社団法人 コミュニティヘルス研究機構．https://www.healthcare-bcp.com/wp/home_visit/

6）小野久恵：コラム 3.11 の経験から地域ネットワークのありかたを振り返る，在宅療養を支える技術，メディカ出版，p.200-201，2024．

1 章
2 章
3 章
4 章

4 行政機関との連携のポイント

　普段、訪問看護事業所が直接的に行政と連携するのは、在宅療養をしている利用者を支援する時に公的サービスを活用する場合や、複雑で困難な虐待事例に対応する場合などではないでしょうか。ほかにも地域ケア会議への参加、災害時要配慮者のプラン作成や訓練への協力、COVID-19 パンデミックへの対応として、保健所の仕事の一部である自宅療養している感染者の健康観察を、訪問看護事業所が担った地域があるかもしれません。間接的には、地方自治体が国民健康保険や介護保険、後期高齢者医療制度の保険者であり、被保険証を発行していることは周知のことと思います。

　行政とは、法の下で公の目的を達するための活動のことで、行政機関には、国の各省庁や地方自治体の役所などがあります。行政が目指す「公の目的」には、個人や企業では解決できない "まちづくり" "保健・衛生" "環境" などの幅広い分野があり、"防災" と "危機管理" も含まれます。特に "危機管理" については、自然災害だけでなく、パンデミック、情報セキュリティ障害、大規模事故、国際安全や国民保護が必要とされる事態など、"あらゆるリスク" に備えるオールハザードアプローチへの転換が急がれています。

　本節では、訪問看護事業所と行政機関との連携の実態を踏まえ、今後、連携を促進するためポイントについて考えます。

1）行政機関と訪問看護事業所との連携の実態

　2022（令和 4）年、市区町村と訪問看護事業所を対象に実施された「有事の連携／協力体制」に関する実態と認識の調査報告[1] をみると、行政組織が有事に備えている実態と認識を理解するのに役立ちます。介護保険サービス提供事業に限定した調査であり、医療保険サービスを含まないため、訪問看護事業所の全容を把握しているとは言いがたいのですが、参考になると思いますので一部を紹介します。

⑴ 地域で連携した BCP を作成している自治体はほとんどない

　全国 1,741 市区町村のうち 1,209 市区町村（69.4％）からの回答を得た自治体対象調査で、有事に介護サービスを継続して提供するため、「地域の関

係機関で連携して作成した BCP が必要である」（「必要だが実際に連携するのは難しい」を含む）と約 7 割が回答しました。一方で、地域で事業所間が連携した BCP を「作成した」「作成中（作成に着手）」と回答したのは 0.6%、「作成を検討中（未着手）」と回答したのは 12.7% でした。

つまり 7 割の市区町村は、地域の事業所間が有事に連携して動くための BCP の作成が必要であると考えているにもかかわらず、実際は作成できていないことになります。「必要だが実際に連携するのは難しい（現実的ではない）」と回答した理由は、「法人ごとで対応されており、法人間で取組をまとめる人がいないため」が 65.5%、「各事業所をとりまとめる中心となる組織（人）がないため」が 28.6% でした。

（2）介護サービス継続に関わる検討体制も未整備

行政機関内で、介護サービス継続に関する検討体制が「感染症」と「自然災害」の両方、あるいはどちらかがないと回答したのは全体の約 7 割以上、庁外との検討体制に至っては約 8 割が「検討体制はない」と回答しました。行政機関、介護保険サービス提供事業所、それぞれの BCP は策定されているとしても、地域全体の介護保険サービスの提供を継続するための検討には至っていないのが現状といえそうです。

（3）感染症パンデミックを見据えた外部機関との協定締結は半数以下

自然災害を見据えて外部機関と協定を「締結している」という回答は 83.3% だったのに対し、感染症パンデミックを見据えた外部機関との協定を「締結している」のは半数に至りませんでした。自然災害を見据えた協定について、具体的にどのような機関と協定を締結しているのかというと、市区町村の施設を管理している「指定管理者（福祉施設以外）」61.2%、「郡市区医師会」26.4%、「医療機関（病院）」14.7% と続きますが、「特定の訪問看護ステーション」は 6.9%、「訪問看護連絡協議会」は 2.1% でした。

感染症パンデミックを見据えた協定の締結先は、「ケアマネ協議会（含む居宅介護支援事業所）」34.6%、「指定管理者（福祉施設）」15.2%、「介護サービス提供事業所（協議会含む）」6.6%、「特定の訪問看護ステーション」3.9%、「訪問看護連絡協議会」0.8% でした。いずれも訪問看護事業所や訪問看護連絡協議会との協定締結は、まだまだ伸びしろがあることがわかります。

（4）市区町村と訪問看護事業所の相互信念

この調査では、本章 1 節（**p.121**）で解説されている「相互信念」に関連する設問として、市区町村と訪問看護事業所の双方に対し、有事の役割の認識

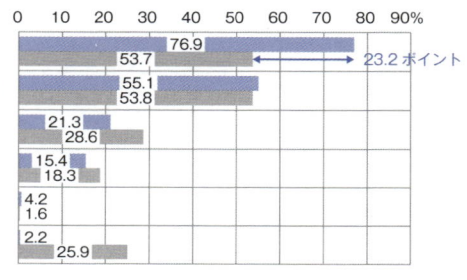

図3-6　市区町村が訪問看護事業所に期待することと訪問看護事業所が市区町村から期待されていると思っていることの比較（複数回答）

[令和4年度 老人保健事業推進費等補助金 老人保健健康増進等事業：新興・再興感染症や災害時における介護保険サービス提供継続に関する調査研究事業報告書，日本能率協会総合研究所，p.75，2023.]

についても聞いています（**図3-6**）。

　その中で「医療機関と介護サービス事業所の円滑なコミュニケーションの架け橋」の役割については、市区町村が訪問看護事業所に期待している割合の方が訪問看護事業所の認識よりも23.2ポイント多いのですが、「地域の状況把握・地域分析への参画」「地域で介護保険サービスを継続して提供するための計画について他法人への働きかけ」については、市区町村が期待している以上に、訪問看護事業所は市区町村から期待されていると思っていることがわかりました。

　これらの"ずれ"をできるだけ小さくすることが、行政と訪問看護事業所が相互に理解し、うまく協力して連携する土壌づくりになります。そのためには、**訪問看護事業所が有事に何を目的としてどのように動こうとしているのか**、行政機関の理解を得る必要がありそうです。

2）危機発生時に行政機関と連携する意味

（1）事業所が孤立しないために

　訪問看護事業所が行政機関と連携する意味は何でしょうか。随分前に遡りますが、阪神・淡路大震災の経験を踏まえて作成された「訪問看護ステーション災害対応マニュアル」[2]では、被災した訪問看護事業所の経験をもとに、「行政が被害を受け通信網が混乱した中で、地域の情報収集が困難になった」「地域防災計画の中で訪問看護ステーションの位置づけがなされておらず、多機関との連携が十分にとれなかった」ことが教訓の一部としてまとめられています。そのうえで、災害時に訪問看護事業所が孤立しないよう、日頃から十分連携を図ることの必要性が記述されています。

（2）公共性の高い活動を行うために

　行政機関は、災害対策基本法で防災・災害時応急対策・災害復旧の**主体**と定められ、果たすべき責務が明文化されています。危機発生時はヒト・モノを調達するために必要となるカネについて、予備費（予見できない予算の不足に充てる経費）の使用や補正予算（予算編成後に事情が変化して不足した場合に変更する予算）を成立させて対応することが一般的です。

　その予算は、地域住民の暮らしを衛るために必要な公共性の高い活動であれば、**補助金や委託金という形で応急対策や復旧のために民間事業所の活動資金として提供される**こともあります。ここで重要なのは、行政の活動の一環として、**公の目的**を達するためにカネを使おうとしているかであり、特定の事業所の利益のためではないということです。

　日本の行政サービスの範囲は幅広く、"ゆりかごから墓場まで"網羅しています。平時は定められた規定に従い、住民に対して粛々と行政サービスを提供しています。公平性と法に基づく原則を順守するため、ルールや規則から外れた例外や突発的な事象には、前例を調べる、他の自治体を参照する、都道府県や国の判断を仰ぐ等の確認を経て慎重に対応します。その一方で、有事には柔軟性を欠き、迅速に対処しないように見られやすいという面もあります。加えて危機発生時は、訪問看護事業所と同様、行政機関の職員も被災者であったり、感染のリスクに晒されていたりすることから、他の自治体からの応援を必要とすることも多いです。

　このような状況下で、地域で実績のある事業所が、その専門性を活かして公の目的に叶う活動**提案すると、すぐに形になる**こともあります。例えばパンデミック発生時、地域の医師会が訪問看護事業所と共に自宅療養者の健康観察をする仕組みをつくった神奈川モデル[3)]などは典型的といえるでしょう。

3）行政機関と連携するプロセスとポイント
──平時からの "顔が見える関係" づくり

　危機発生時は、これまでの各地の経験からも容易に想像できますが、訪問看護事業所だけでなく行政機関も計画通りには対応しきれない感覚に陥り、物心両面で余裕がなくなる可能性が高いと思われます。そのため、特に平時から"顔の見える関係"をつくっておくことが肝要です。

（1）事業所ネットワークの構築と定例会議による　　　相互理解の深化

　まずは**第1段階**として、本章2節（**p.125～**）で示したように**訪問看護事業所間で連携**し、できればそれをネットワークとして認識されやすいよう「○

○市訪問看護協議会」「△△市訪問看護師会」のような名称をつけて、**定例会議を行う**のがよいでしょう。これにより、特定の事業所のみと関与するのではなく、行政組織が重視する**公平性と公共性を担保**することができます。

その体制が整ったら**第2段階**として、平時からこの定例会議に市区町村の在宅療養支援や介護保険事業を主管する部署の**担当者にも参加**してもらい、行政情報の周知や在宅療養支援を強化するための検討に関与してもらいましょう。行政組織では定期異動がありますので、数年ごとに担当者が交代することが多いです。だからこそ、訪問看護事業所ネットワークへの参加が当該部署の担当者の業務であると認識されることで、**顔の見える関係を持続的に維持する土台**が構築できます。

訪問看護事業所にとっては、この定例会議により行政情報を把握する機会となりますし、高額の資金は不要で、やり方次第ですが長期的には行政との相互理解の下で、地域全体の在宅医療の質を高める成果も期待できます。

(2) 公の目的に基づく積極的な働きかけ

第1段階までは事業所の努力が結集すればできたとしても、行政組織にネットワークが認知されるためにはどうすればよいのか、あるいは定例会議への参加の依頼をしてもよいものか、と思われたかもしれません。それらについては2つの安心材料があります。

賛否両論あり改善策も検討されていますが、1つ目として基本的に行政サービス、特に医療や公衆衛生、社会福祉を含む社会保障制度は「申請主義」により適用されます。行政組織は政策形成やまちづくりなど、動的な側面もありますが、"待つ"組織ともいえる側面があるということです。公の目的に適う申し出については、慎重に吟味された結果、組織的に関与する判断をされる可能性は十分にありますので、依頼してみることをおすすめします。

もう1つは、国の防災基本計画の中で、特に重点を置くべき事項の1つに「事業者や住民等との連携に関する事項」が定められていることです。関係機関が一体となって防災対策を推進するため、市町村地域防災計画に地区防災計画を位置づけるなどにより、市区町村と地区居住者だけでなく、災害応急対策に関わる事業者などとの連携強化を図ることが必要とされています[4]。つまり、行政組織も管内事業所と連携を強化し、災害に備えようとしているはずなのです。

(3) 平時から必要な相互の情報共有

訪問看護事業所が有事に何を目的としてどのように動こうとしているのか、平時から行政機関に理解を促し（目的を共有し）、例えば災害時要配慮者の安否確認と看護の提供、あるいは指定避難所での役割などについて、災害支援協定を結ぶと、訪問看護事業所も孤立することなく、事業継続のマネジメントに

必要なリソースの確保や活用に有用な情報を得ながら連携できるのではないでしょうか。

●引用文献

1) 令和4年度 老人保健事業推進費等補助金 老人保健健康増進等事業：新興・再興感染症や災害時における介護保険サービス提供継続に関する調査研究事業報告書，日本能率協会総合研究所，2023.
   https://www.jmar.co.jp/2023/llgr4_34_report.pdf
2) 社団法人全国訪問看護事業協会：訪問看護ステーション災害対応マニュアル，p.23，1997.
   https://www.zenhokan.or.jp/wp-content/uploads/H8-2-1.pdf
3) 訪問看護BCP研究会：リソース中心に考える！つくれる！使える！ 訪問看護事業所のBCP，p.125-130，日本看護協会出版会，2022.
4) 中央防災会議：防災基本計画，p.10，2022.
   https://www.bousai.go.jp/taisaku/keikaku/pdf/kihon_basicplan.pdf

●参考文献

・中邨章：自治体の危機管理—公助から自助への導き方—，ぎょうせい，2021.

4章

BCM の実践

1 都市部での BCM
──新宿区内訪問看護ステーション連絡会

1）はじめに

　　東京都新宿区内の訪問看護事業所では、平時からの「新宿区内訪問看護ステーション連絡会」（以下、連絡会）というネットワークを基盤にして、BCP プロジェクトチーム（以下、プロジェクトチーム）を立ち上げました。

　　連絡会では、COVID-19 流行当初より、さまざまな状況や困りごと等について定例会等で情報交換をしていたので、感染防護策の物品の共同購入・備蓄や、スタッフが陽性になった場合に近隣の事業所で補い合う体制（COVID-19 の 5 類感染症移行前）の早期構築、保健所や医師会所属の医師たちと協力しながら自宅療養者の健康観察（必要時訪問も含む）を行うことが可能になりました。

2）BCM 取り組みの実際

(1) 研修と意識調査

　　連絡会では、2024（令和 6）年 4 月から策定義務化された BCP について関心も高く、2022（令和 4）年から 2 回にわたり外部講師を招いて関連の研修会を開催し、災害発生に備えた BCP 作成の基礎知識や、先駆的に取り組んでいる自治体の地域 BCP の実際を学びました。

　　また、連絡会所属の訪問看護事業所を対象に、BCP 作成に関する意識・実態調査を実施したところ、他の組織や事業所と連携を図ることを前提としているにもかかわらず、具体策の不十分さやそれを講じる難しさ等に関する回答がありました。そこでプロジェクトチームでは、2023（令和 5）年から月 1 回定例会を開催し、区内の地域特性や平時のネットワークを活かした地域 BCP の仕組みづくりに着手しました。

(2) 方針の策定と分析・検討

　　まず、地域 BCP の実際の取り組みとして、「事業所と利用者の安否確認」「事業所の支援ニーズ等の情報集約」と「リソースの分配・調整」の 3 点を挙げ

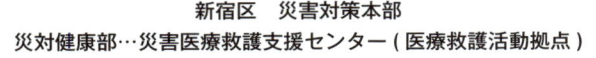

図中のテキスト:

新宿区　災害対策本部
災対健康部…災害医療救護支援センター（医療救護活動拠点）

新宿区内訪問看護ステーション　BCP プロジェクトチーム　本部

本部は、掲示板とGoogleフォームを通して情報発信・収集を行う

「さがせーる新宿」 掲示板 【災害用】新宿区内訪問看護ステーション
＊区内訪問看護事業所全てが対象

○○訪問看護 ST　　○△リハビリ訪問看護 ST　　看護多機能　　□△訪問看護 ST …

各事業所同士、掲示板を通して SOS をタイムリーに発信・確認し合えます！

図 4-1　新宿区における地域 BCP の全体的な仕組み

ました。それに伴い、「伝達ツール」「伝達・共有し合う情報内容」「全体的な仕組み」（**図 4-1**）の 3 点について、まずは他の自治体の状況を調査し、それにならって新宿区でも採用できないか検討しました。

● 「伝達ツール」の検討

「伝達ツール」に関しては、例えば FAX を活用している自治体があり、それにならうことも考えましたが、被災時のあらゆる不確実性を考慮すると、紙媒体ではなく ICT を活用したほうがよいとの意見が多く、それに沿って情報発信・集約の検討を始めました。その結果、医療・福祉における多職種間で利用者に関する情報共有のために活用されている MCS（Medical Care STATION）や、多くの人に馴染みがあり手軽な LINE なども検討されましたが、それらは自治体としての事情で新宿区が使用できないことから、新宿区も活用可能なツールを選ぶことにしたのです。

新宿区では、「さがせーる新宿」という医療・介護等に関する独自の検索サイト（https://carepro-navi.jp/shinjuku）を運営しています。この関係者専用サイト内に連絡会の掲示板もあり、普段から連絡会や研修等に関する情報発信や、議事録の共有等を行っていました。この「さがせーる新宿」の掲示板を活用し、被災時の連絡ツールにすることとしました。

また、後述しますが、プロジェクトチーム内で訓練を実施した際に、「さがせーる新宿」の掲示板には文字数制限があることがわかり、情報の書き込み・集約に課題が生じました。そこで掲示板へ Google フォームのリンクを掲載、フォームに回答してもらうことで情報収集を行うこととし、さらに簡易的にしました。プロジェクトチーム内で Google アカウントも共有することで、メンバーの誰もが集約された情報にアクセスし、集計できるような体制にしました（**図**

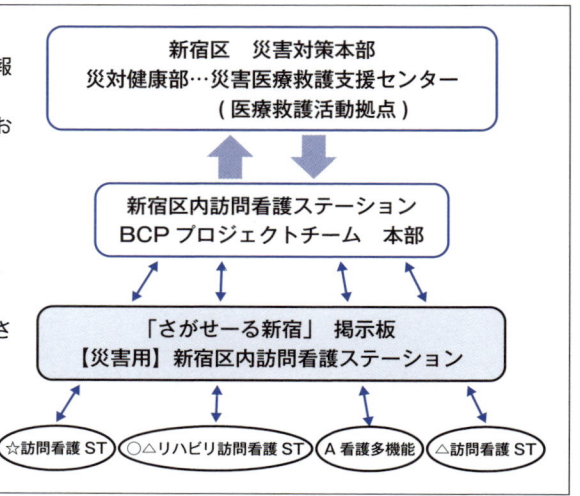

- ・全ての事業所は、「さがせーる新宿」を活用して情報発信する
- ・全ての事業所は、下記タイミングを目安に被災状況および稼働状況について情報発信する
  発災後翌日15時・72時間後・1週間後
  までに回答
  *Ex.*1 月 10 日に発災 ⇒
  11 日 15 時・13 日・17 日までに回答

- ・全ての事業所は、いつでも緊急の援助要請(SOS)を「さがせーる新宿」掲示板へ挙げて OK

- ・本部は、Google フォームを併用して情報を集約し、必要時は新宿区災対健康部へ提供する

新宿区　災害対策本部
災対健康部…災害医療救護支援センター
（ 医療救護活動拠点 ）

新宿区内訪問看護ステーション
BCP プロジェクトチーム　本部

「さがせーる新宿」　掲示板
【災害用】新宿区内訪問看護ステーション

☆訪問看護 ST　○△リハビリ訪問看護 ST　A 看護多機能　△訪問看護 ST

図 4-2　発災時の情報発信と集約の仕組み

4-1）。

● 「伝達・共有し合う情報内容」の検討

　発災時には、新宿区に災害対策健康部が立ち上がり、災害救護活動に関する活動の拠点となります。区内の被災状況や、各訪問看護事業所の稼働状況等に関する情報は、災害対策健康部にとっても重要な情報の一つになります。

　「伝達・共有し合う情報内容」では、各事業所の稼働状況や周辺地域の被災状況に関する情報を網羅し、最終的には新宿区災害対策健康部へも情報提供できるような内容としました。加えて、緊急の援助要請については、いつでも自由に「さがせーる新宿」掲示板へ投稿できるルールとしました。

　元来、連絡会の事務局は、新宿区健康部健康政策課の職員・保健師で構成されています。プロジェクトチームでもメンバーとして一緒に活動していたので、新宿区と連動して活動を展開しやすいという土壌がありました。

　新宿区にとっても、これらの仕組みを通じて、被災時の区からの支援など重要な情報をいち早く訪問看護事業所へ伝達できます。まさに、平時の連絡会のネットワークを災害時にも活かした双方にとってメリットがある仕組みといえます（**図 4-2**）。

● 「全体的な仕組み」に関する検討

　「全体的な仕組み」に関しては、何度か検討を重ねて改定を行いました。当初は、すべての訪問看護事業所を複数のチームに分けるチームリーダー制を想定していました。しかし、「伝達ツール」に ICT を活用することで、最終的にはチームリーダー制を廃止し、各事業所がそれぞれ情報発信し、プロジェクトチームが情報集約する仕組みとしたのです。なお、援助要請が出た場合の支援

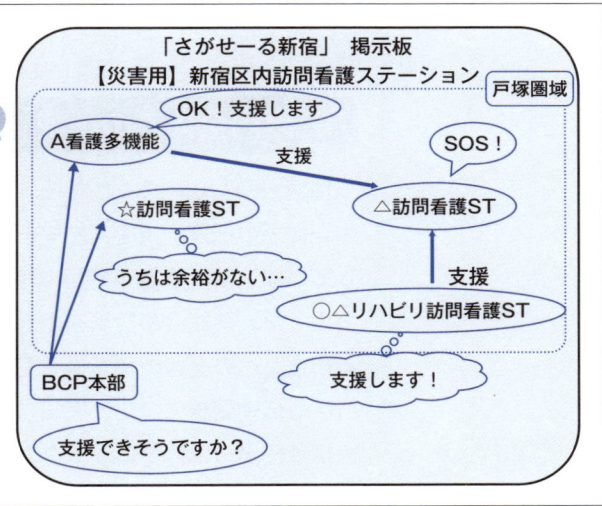

・事業所から援助要請（SOS）が出た場合、各事業所の判断で支援するための仕組み

・高齢者総合相談センターの相談圏域単位で事業所をグループ化して近隣の事業所同士で支援を行う

・本部から各事業所へ協力依頼の相談を行う場合もあるが、本部や各事業所からの確実な支援を約束するものではない

図 4-3 援助要請時の支援体制

体制については、新宿区内の地域包括支援センター（新宿区では "高齢者総合相談センター"）の相談圏域を 1 単位として事業所をグループ化し、近隣の事業所間で支援しあうことを意識してもらうことにしました（**図 4-3**）。高齢者総合相談センターは区内に 11 カ所ありますが、訪問看護事業所の所在地も考慮し、7 つにグループ化しました。

新宿区では同じ利用者へ訪問している事業所も多く存在し、スタッフ間の交流もあります。また、連絡会を通して管理者同士も顔が見える関係にあり、お互いの事業所の特徴を踏まえた助け合いの関係性が育まれています。加えて、平時から交流がある事業所同士だけではなく、周辺の事業所を知り、関心を向けることが、平時からの備えの一つになります。

(3) プロジェクトチーム内での訓練と改善

「全体的な仕組み」がひとまずできたところで、プロジェクトチーム内で伝達訓練を実施しました。すると、以下 2 つの課題があるとわかりました。

●課題 1：「さがせーる新宿」の掲示板には文字数制限があり、掲示板だけでは必要な情報を網羅して発信できない
●課題 2：訪問看護事業所は区内 70 カ所以上あり、情報の集計に時間を要する（2025 年 3 月末現在）

そこで、「さがせーる新宿」の掲示板は活用しつつ、対策として Google フォームで作成した質問紙に入力してもらうこととしました。必要な情報があらかじめ網羅され、入力や集計も簡易的になりました。その後、プロジェクトチーム

で再訓練を行い、課題の改善を確認し、区内全体で展開できる目途が立ちました。

(4) 区内全体での訓練

地域 BCP の展開にあたり、新宿区内すべての訪問看護事業所を対象に、区内全体での伝達訓練を実施することになりました。まず初めに、連絡会に所属していない訪問看護事業所へ地域 BCP の周知・伝達訓練の参加呼びかけを行いました。連絡会事務局を中心に、新設の訪問看護事業所を確認し、「さがせーる新宿」への登録依頼も併せて行います。同時に、連絡会所属の訪問看護事業所へも伝達訓練について周知しました。

訓練日当日は、プロジェクトチームが発災連絡を「さがせーる新宿」掲示板に書き込みました。各訪問看護事業所には、翌日の 15 時までに BCP で定めた状況報告を行ってもらいました。この全体訓練を実施したことで、さらにさまざまなこと（①～④）がみえてきました。

① 報告のタイミングを忘れるので、発災後（報告を要する災害レベル時）に「地域 BCP 発動・要報告」の号令をかけてほしいという要望があった
② Google フォームの質問紙に誤字脱字があり、情報収集を開始した後にこれを訂正したことで、回答が正しく反映されなかった（回答したのにカウントされなかった）
③ 参加率が当初の想定より低かった
④ 連絡会未加入の事業所からも、複数の参加があった

(5) 見直し・改善

前項の①～④に示したことに関して、まず①については、地域 BCP 発動の基準を確認しました。新宿区と新宿区医師会それぞれの災害対策本部が立ち上がる基準は異なるのですが、新宿区の動きと連動することとなりました。新宿区に災害対策本部が立ち上がった時、プロジェクトチームが「さがせーる新宿」掲示板へ、「地域 BCP 発動・要報告」という連絡を投稿することにしました。

②については、非常に初歩的なことではありましたが、情報収集・集計を行うプロジェクトチームにとって大事な学びとなりました。

また、③に関して、新宿区内 BCP の周知や訓練の参加率を上げていくための取り組みを平時から行う必要があります。それには、基盤となる「さがせーる新宿」を平時から活用し、皆が親しんでいくことが重要だと考えます。一案として、各事業所が主催する勉強会やイベントの情報は、連絡会事務局や代表を通して全体へ発信することが多かったのですが、「さがせーる新宿」掲示板を通じて、各事業所が自ら発信する取り組みを始めました。「さがせーる新宿」

の活用頻度を上げ、慣れ親しむという平時からの取り組みにつなげることができます。

最後に④について、当時 10 カ所（2023 年 10 月現在）あった連絡会未入会の事業所からも、複数の参加がありました。これからも未入会や新規の事業所に対し、地域 BCP の周知等は継続的に実施していきたいと考えます。

3） 各事業所の BCP と地域 BCP の関係性

地域 BCP の取り組みには、各事業所の BCP や、地域 BCP への理解が大切ですが、各事業所の事情もあるでしょう。例えば、サテライト事業所が当該自治体にあっても本部は別の自治体にある、さまざまな地域で複数の訪問看護事業所を展開している法人や医療機関併設の事業所では、法人独自の BCP の考え方があり、地域 BCP と同時に取り組むことがイメージしにくい、リスクや負担について考えてしまう、ということもあるかもしれません。

しかし、だからこそ、その地域に根差した BCP が重要といえるのではないでしょうか。なぜなら地域への活動を自事業所の事業継続と切り離して考えることはできないからです。災害は当然のことながら、一事業所だけにとどまらない、地域全体の問題となります。自事業所を通して地域全体のこととしてとらえ、見通す視点が必要とされます。そして、逆もまた然りです。

4） BCM の視点によるまとめ

始まったばかりの新宿区の地域 BCP ですが、今後の新たな活動に関する検討も始めています。例えば、訓練の頻度を上げることについてです。大規模災害が多いと予測される地域では、訓練は年に複数回実施していると聞いています。新宿区でも、さらに訓練内容の検討を重ね、BCP の取り組みに馴染むためにも、訓練の頻度を上げることが必要と考えます。

また、他の自治体での地域 BCP の活動に関する情報収集や学びも重要です。BCP 策定が義務化され、それらに取り組む地域が増えると予測されます。新たな知見を得たり、共有したりすることで、体制等の見直しに活かすことができます。さらに、新宿区をはじめ他の関係団体との災害時における組織的な協定等について、可能性を探っていきたいと考えています。

ここまでの一連の取り組みを通じて、平時からの取り組みの評価・見直しにつながったことが複数ありました。このような平時からの BCM を随時実行しながら、地域 BCP の定着・実行性を高めていきたいと考えています。

地方都市部での BCM
—— 愛知県碧南市

1) はじめに

愛知県碧南市は、名古屋駅から約40㎞、電車で約1時間の南南東に位置しています（**図4-4**）。東西に約8㎞、南北に約12㎞、北は油ケ淵、東は矢作川、西・南は衣浦港と、周囲を水に囲まれ、高低差はほとんどない地形で、人口は約7万2千人、高齢化率は24.0％（令和4年3月時点）です[1]。

3章-4でも紹介した市区町村対象「有事の連携／協力体制」に関する実態と認識の調査[2]では、「有事においても介護サービスを継続するための検討体制を整えている」かつ「庁外との検討体制が構築され、構成メンバーに訪問看護事業所または訪問看護連絡協議会が含まれている」という数少ない自治体であり、すでに「有事の取り組みが行われている」ところです。

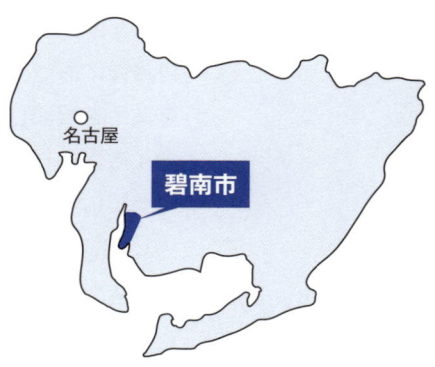

図4-4　愛知県碧南市の位置

本節では、同調査の一環として碧南市にヒアリングを行った内容を紹介しながら、訪問看護事業所が行政機関だけでなく、あらゆる関係機関と連携し、どのように平時から事業継続のマネジメントを行うことができるのか、その方法を考えていきます。

2) へきなん災害時介護支援ネット

(1) 既存の協議会を土台にしたネットワーク構築

碧南市では、2019（令和元）年から「へきなん災害時介護支援ネット」（以下、支援ネット）という取り組みが始まりました。これは、もともと介護保険法の施行と同じく2000（平成12）年に設置された「碧南市介護サービス機関連絡協議会」（以下、サ連協）という団体があり、そこから始まった取り組みです。

2018（平成30）年当時のサ連協の会長（特別養護老人ホームを運営する法人の施設長）が、水に囲まれているこの地域は、大規模災害が起きると孤立する危険性が高いことから、高齢者支援に関する早急な検討の必要性を訴えました。それに応じる形で、同じくサ連協の役員だった民間の訪問看護事業所の管理者が、被災者の「助かった命」に寄り添い、「普通の暮らし」を送れるような支援ができるように、地域で準備を進めようと呼びかけたのです。

　当初は、「大規模災害時の地域における介護サービスの確保についての検討会」という名称で打合せを始めました。市内の介護事業所を中心に組織され、サ連協の事務局だった碧南市役所高齢介護課の地域支援係に所属していた2名の保健師が市の窓口になり、サ連協の一部の役員、社会福祉協議会、市役所の高齢介護課、途中から市役所の防災課も加わりました。

(2) へきなん災害時介護支援ネットの検討内容と見直し

　支援ネットで話し合われていることは、①平常時からの備えに関すること、②介護サービス事業所間の連携に関すること、③高齢者の安否確認に関すること、④協定締結に関すること、の4点です。これまで主に下記の内容を決めました。

● 発災時における介護事業所の被災状況等の情報収集の方法と時期

　市の防災メールを利用して、介護事業所と市の高齢介護課要配慮者支援班でグループを組みます。発災直後の各事業所の被災状況に関する情報を“（発災当日から）明後日の10時”にグループのメールを通じて送信し、市の要配慮者支援班に報告することにしています。

● 利用者の安否確認の方法

　市内の居宅介護支援事業所に、担当の避難所を割り当てて、発災時はそこに避難してきた人を対象として安否確認を行うことにしています。介護サービスは各事業所が契約に基づき提供しているので、どの事業所と契約している利用者なのか、避難所ではわからなくなることが想定されます。そこで、避難所での安否確認を可能にするため、碧南市共通の同意書を作成しています（詳細は次項）。

● 有事に必要となる各種書類（様式）の作成

　具体的には**表4-1**に挙げた様式を作成して運用しています。これらのうちa.～h.の書式は「新興・再興感染症や災害時に自治体が介護保険サービスを提供継続するための連携体制整備推進の手引き」[3]に公開されています。

表 4-1　有事に必要となる各種書類（様式）

> ａ．利用者用案内資料（要介護認定を受けている皆様へ）
> ｂ．災害時事業所状況報告書
> ｃ．安否確認結果報告書
> ｄ．災害時利用者一覧表（安否確認優先順位）
> ｅ．避難所（被災）高齢者アセスメント表
> ｆ．要配慮者トリアージ アセスメントシート
> ｇ．災害時における個人情報提供同意書
> ｈ．利用者台帳聞き取りシート
> ｉ．避難場所と緊急連絡先を明記したケアプランの第１票

　以上のことを、支援ネットの中で検討しながら少しずつ進めてきましたが、中にはすでに見直したものもあります。2023（令和5）年1月にヒアリングした時点では、災害時のケアプランの作成について検討しています。サービス提供はケアプランあってのものですが、災害時にケアプランの第1票から第7票まで作ることはなかなか難しそうであり、提供できるサービスもおそらく平時より減ることを見越して、限られたサービスを必要に応じて、優先順位をつけて分配できるように検討を要します。また、医療依存度の高い人のための福祉避難所を開設する計画についても検討しているところです。

（3）地域の被災想定にもとづく市との協定締結

　支援ネットは、激甚災害に指定される規模の被災を想定し、「助かった命」をスタートにさまざまな対応を検討しています。繰り返しになりますが、災害発生時の利用者の安否確認は、平時に担当している支援者ではなく、避難所に割り当てられた居宅介護支援事業所が行う予定です。

　これを可能とするために、協議会と市で「災害時における高齢者の安否確認等における協定」を締結しました。この協定は、安否確認と介護サービスの提供に関するもので、避難の支援は含んでいません。これまでの激甚災害を参考に、災害時には避難所までは自力で来てもらい、避難先における要介護認定、避難先への居宅サービス提供と介護報酬算定、そして施設の収容人数枠を拡大した対応を可能とすることを見越しています。

（4）見直し続けることの重要性

　打合せを進めると、適切な対策をとれず途方に暮れる状況になることもあります。また、検討を重ねて決めたことが増えているものの、発災時に本当にこれで動けるか、というと確信がもてるわけではありません。例えば、すべての職員が市内在住というわけではなく、橋が壊れて出勤できなくなる人がいることが予測されました。

　サービスの分配といっても、災害時にどれだけの事業所が活動できるのかは

未知数です。居宅介護支援事業所ごとに担当の避難所を割り当てたものの、はたして安否確認が問題なく行えるのか、まだまだ調整が必要と考えています。もしかすると調整ではなく白紙に戻して考えなければいけないかもしれない、と思うこともあります。

　地域全体の事業継続を考える場合、被災想定や市内の事業所の状況、災害時要配慮者の人数など、変化する要素も多いので Plan を作って終わりというわけにはいきません。作成した Plan を時代の変化に合わせて多角的に見直し続けることは、まさに BCM ということができます。

3）介護事業者の連携が進んだ背景

　支援ネットの取り組みは、どれも先進的で素晴らしいものです。ここまで介護事業者と市が連携して共通の目的に向けて協働できた背景には、どのようなことがあるのでしょうか。

（1）ハザードリスクを共有しやすい歴史

　碧南市は、近年、大きな水害に見舞われたわけではありませんが、「防災ハンドブック」には四方を水に囲まれている自然特性から、伊勢湾台風など過去に何度も水害に見舞われてきた歴史が掲載されています。今も多くの人が「台風はよく来るし、よく断水する」と感じる地域です。また、干拓地は平均潮位よりも低く、浸水しやすいことが示されています。また終戦の年の三河地震、その前年の東南海地震、それ以外にも 1700 年代まで遡ってマグニチュード 8.0 クラスの地震が起きた歴史が掲載されています。

　昨今の大きい地震を自分の市に当てはめて“準備しておこう”と考えるきっかけと歴史が、市全体としてのハザードリスクを共有し、協力し合う下地になっているようです。

（2）市役所との連携

　碧南市はまちづくりの基本理念の一つに「安心して住めるまちに」を掲げています。市内でもエリアによってリスクは異なるため、市の防災課は数年前から地域ごとに異なる防災研修会を開催し、ハザード情報を認識してもらうように働きかけています。

　また、法律の改正により、浸水想定区域に位置する事業所は避難確保計画を作成すること、避難訓練を実施して報告することが義務化されました。市の防災課は、事業所に向けて避難確保計画作成の研修会も開催して、事業所を支援しています。

（3） 碧南市介護サービス機関連絡協議会の牽引

　支援ネットはサ連協の会長の発案と、それに応じた委員（民間の訪問看護事業所）の応酬によって動き始めたことは先に述べた通りです。

　2021（令和 3）年の介護報酬改定で BCP 策定が介護保険事業所に義務づけられた際には、サ連協が「年度内に全事業所が BCP を作成すること」を目標として働きかけ、全事業所の作成状況を集約しています。今後の課題として、各事業所が発災時の介護サービスの提供についてどう考えているかを把握し、支援ネットで打ち合わせていることと現実に考えていることが同じ方向を向いているのかを確認する必要があります。

（4） 碧南市看護師会の組織化

　2018（平成 30）年度に市民病院や市内のクリニックなど、看護師が勤務する機関に働きかけて「碧南市看護師会」を組織しました。市内の訪問看護事業所に所属する訪問看護師も参加しています。

　市民が「自分らしい暮らし」を人生の最期まで続けることができるように、地域の医療・介護関係者が協力して、包括的かつ継続的な在宅医療・介護を一体的に提供できる体制を構築する必要があります。その取り組みの一つとして、看看連携は必須になると考え、県に看護協会があるのと同じように碧南市にも看護師会を組織して、地域の連携を進めることにしました。

　碧南市では、医師会、歯科医師会、薬剤師会の 3 師会に看護師会を加えて "4 師会" として地域に貢献しています。

（5） 碧南市健康を守る会 —— 市民ぐるみの健康づくり

　「碧南市健康を守る会」の歴史は長く、1964（昭和 39）年に市医師会が始めた積極的な地域保健衛生活動を展開する活動が前身となっています。その後、地域婦人会の明るい家庭づくり運動にも呼応して、1967（昭和 42）年に市民の健康を守る事業を通して明るい家庭づくり運動を支援することを目的とした本会が発足しました。

　時代の要請に対応しながら行政と市民、4 師会が一体となり、地域における保健活動をすすめています。

（6） はなしょうぶネットワーク —— 情報共有の Web システム活用

　碧南市では、2017（平成 29）年から医療と介護の関係者がインターネット上でサービス利用者の情報を共有するためのツールとして、在宅医療・介護連携ネットワーク「はなしょうぶネットワーク」（電子＠連絡帳システム）を

導入しています。

　これは名古屋大学の教員が構築したシステムで、愛知県内の自治体のほとんどが同じシステムを予算化して導入し、独自の名称をつけて情報共有しています。利用者とかかりつけ医の同意があれば、主担当者（多くはケアマネジャーか訪問看護師）が患者情報を登録でき、医師会、歯科医師会、薬剤師会、看護師等の関係者間で情報を共有できるようになります。

　碧南市では関係する 109 機関がこのシステムに加入し、登録に同意した利用者の数は累計 800 人以上に上ります。COVID-19 のパンデミックでは、訪問看護事業所の利用者の多くをはなしょうぶネットワークに登録して情報共有しました。この「電子@連絡帳」のシステムで事業所同士が感染対策の方法やサービス継続の可否（休業の要否）等について相談し合うこともありました。

4）BCM の視点によるまとめ

　碧南市では、訪問看護事業所を含め、地域の医療・介護事業者と住民、行政（市役所）が重層的かつ長期間にわたり顔の見える連携を行ってきたことが、有事に向けての検討や計画に発展したといえるでしょう。1967（昭和 42）年から続く碧南市健康を守る会、2000（平成 12）年に設置された碧南市介護サービス機関連絡協議会、2017（平成 29）年に導入したはなしょうぶネットワーク、2018（平成 30）年に組織化された碧南市看護師会、いずれも市が初期から関与し、事務局を担い、組織を構築して定例的に会議や活動を行い、記録を蓄積しています。

　では、BCM に基づく連携には、碧南市のように長い年月がどうしても必要なのでしょうか。碧南市の例を参考に、**表 4-1** の書式や既存の地域資源を活用すれば長い年月は必ずしも必要ではないと考えます。2040 年には高齢者の人口の伸びが落ち着き、現役世代（担い手）が急減[4] するため、総就業者数の減少とともに、より少ない人手でも機能する医療・福祉の現場を実現することが必要になると展望されています。

　近年は、地域や家族、あるいは個人の多様性やさまざまな格差から、平均像だけでは語れない多元的な社会になっています。地域資源についても、全国標準サービスで多様な住民のニーズに応えることは難しいため、2040 年に向けて地域の実情にあわせた社会の姿を描き、そのための仕組みづくりやサービスづくりに地域関係者が参加し、協働して地域づくりを進める地域デザインが必要と指摘されています。

　さらに、行政・保険者やサービス提供事業者側が一方的に「利用者にとって、良いだろう」と思うサービスをデザインするのではなく、そのサービスのもつ価値やそのサービスを利用する意義を、住民・利用者と提供者が、支えられる

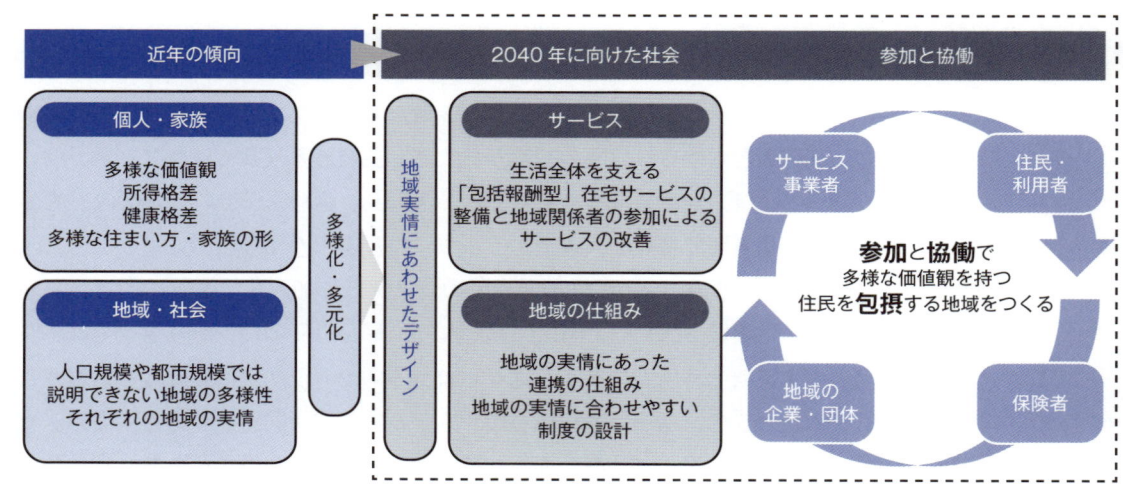

図 4-5 2040 年の多元的な社会における「参加と協働」

[三菱 UFJ リサーチ＆コンサルティング「〈地域包括ケア研究会〉2040 年：多元的社会における地域包括ケアシステム」（地域包括ケアシステムの深化・推進に向けた制度やサービスについての調査研究），平成 30 年度厚生労働省老人保健健康増進等事業，p.12，2019.
https://www.murc.jp/wp-content/uploads/2019/04/koukai_190410_17.pdf]

　側と支える側という関係性を越えて共に話し合い、改善を繰り返しながら、その地域の住民にあったサービスの使い方を考えていく過程が重要になるとも言われています[5]（**図 4-5**）。

　碧南市で形づくられてきた細やかな連携の網の目は、国の方針や時代の変遷に応じて独自の形を模索し続けた結果として、今に到っているのではないでしょうか。実際に、市の高齢介護課の保健師は、2023（令和 5）年 12 月中旬に、地域包括支援センター職員らと熊本地震における高齢者支援の実際を学ぶため、熊本県益城町と熊本市を視察しました。視察内容をサ連協と共有し、今後の検討内容の整理を行っています。また、2024（令和 6）年 1 月には、初めてサ連協と市の高齢介護課とで約 60 名が参加する防災訓練を行い、これもまた、次へのステップにしようとしています。

　2040 年に向けて、従来の方式にとらわれない地域デザインの視点が推奨されている今、本書で解説してきたリソース中心に考える BCP をもとに、各地域の有事を見据えて関係機関とともに必要なサービスを考え、改善を繰り返すことこそが BCM なのではないでしょうか。

●引用・参考文献
1) 碧南市ホームページ
　https://www.city.hekinan.lg.jp/city_info/gaiyo/1017.html
2) 令和 4 年度 老人保健事業推進費等補助金 老人保健健康増進等事業：新興・再興感染症や災害時における介護保険サービス提供継続に関する調査研究事業報告書，p.81，日本能率協会総合研究所，2023.
　https://www.jmar.co.jp/2023/llgr4_34_report.pdf
3) 「新興・再興感染症や災害時における介護保険サービス提供継続に関する調査研究事業」

検討委員会：新興・再興感染症や災害時に自治体が介護保険サービスを提供継続するための連携体制整備推進の手引き　訪問看護事業所連携編，2023.
https://www.jmar.co.jp/2023/llgr4_34_guide.pdf
4) 厚生労働省：第 1 回 2040 年を展望した社会保障・働き方改革本部　資料 1，2018.
https://www.mhlw.go.jp/content/12601000/000370132.pdf
5) 地域包括ケア研究会：2040 年：多元的社会における地域包括ケアシステム─「参加」と「協働」でつくる包摂的な社会，平成 30 年度　老人保健事業推進費等補助金　老人保健健康増進等事業　地域包括ケアシステムの深化・推進に向けた制度やサービスについての調査研究　報告書，p.12，三菱 UFJ リサーチ＆コンサルティング株式会社，2019.
https://www.murc.jp/wp-content/uploads/2019/04/koukai_190410_17.pdf

3 地方過疎地の公立訪問看護事業所でのBCM

1）公立訪問看護事業所のBCPの発動基準

　川根本町訪問看護ステーション（以下、当事業所）のある静岡県榛原郡川根本町（以下、当町）は山間地域で、大井川が町内を分断して流れています。大井川の支流も多く、土砂災害や河川の氾濫などの災害が発生しやすいといわれています。

　当事業所は町立で運営されており、災害発生時には役場の災害対策本部の指揮系統下に置かれることになっています。事業継続計画サマリを作成したところで、町立の訪問看護事業所としてどのような基準でBCPを発動させるのかを考えなければなりません。つまり、事業が一時的に阻害される状況が起こった時点なのか、あるいは、長期にわたる中断が想定される場合なのかなどについてです。

　リスクを災害と感染症で比較した時に、災害は発生頻度としては高いですが、実際には長期にわたる中断までの状況になる場合は多くないと考えられます。ただし、大規模な災害が発生した場合は、再建のめどが立たないほど長期になる可能性もあります。

　一方、感染症はパンデミックまでの蔓延はほとんどないとしても、当事業所のように小規模な訪問看護事業所では、1人の感染者が発生しただけでも一定期間の中断となる状況が起きやすいことが考えられます。

（1）災害発生時のBCP発動基準

● BCP発動基準

　一般的には災害発生直後から72時間程度である程度のライフラインが復旧できるといわれており、通常の状況に近づくと考えられます。そのため、災害発生直後から72時間をめどに、被害の全容や町内の状況を把握し、その後可能なところから事業所内の業務や、事業所としてのBCPに沿った業務を再開していくことになります。

　当事業所を所管する静岡県川根本町役場では、災害時の基本対応として、地震なら震度5強以上、台風等の風水害の場合は警戒レベル4以上で全員役場へ参集となります。当事業所も役場の対応に従い、災害対策本部が立ち上がる

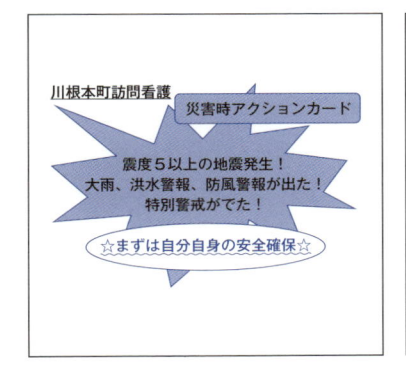
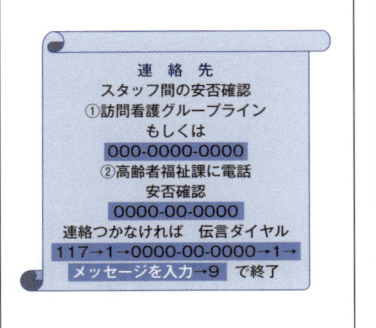
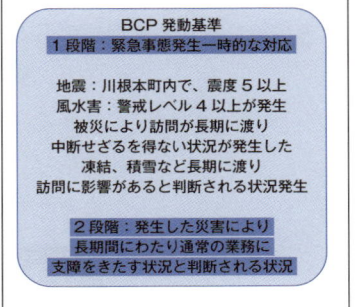

川根本町訪問看護　災害時アクションカード

震度5以上の地震発生！
大雨、洪水警報、防風警報が出た！
特別警戒がでた！

☆まずは自分自身の安全確保☆

連　絡　先
スタッフ間の安否確認
①訪問看護グループライン
もしくは
000-0000-0000
②高齢者福祉課に電話
安否確認
0000-00-0000
連絡つかなければ　伝言ダイヤル
117→1→0000-00-0000→1→
メッセージを入力→9　で終了

BCP 発動基準
1 段階：緊急事態発生一時的な対応

地震：川根本町内で、震度5以上
風水害：警戒レベル4以上が発生
被災により訪問が長期に渡り
中断せざるを得ない状況が発生した
凍結、積雪など長期に渡り
訪問に影響があると判断される状況発生

2 段階：発生した災害により
長期間にわたり通常の業務に
支障をきたす状況と判断される状況

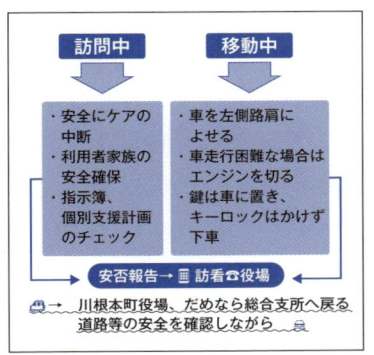
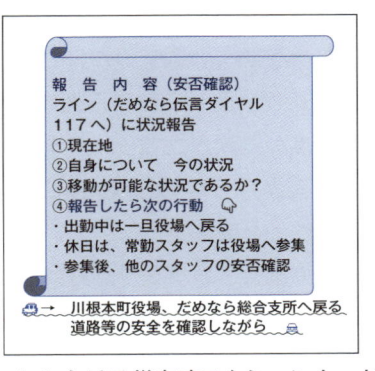

訪問中
・安全にケアの中断
・利用者家族の安全確保
・指示簿、個別支援計画のチェック

移動中
・車を左側路肩によせる
・車走行困難な場合はエンジンを切る
・鍵は車に置き、キーロックはかけず下車

安否報告→📺訪看☎役場

🚌→　川根本町役場、だめなら総合支所へ戻る
道路等の安全を確認しながら　🚶

報　告　内　容（安否確認）
ライン（だめなら伝言ダイヤル
117 へ）に状況報告
①現在地
②自身について　今の状況
③移動が可能な状況であるか？
④報告したら次の行動　🔄
・出勤中は一旦役場へ戻る
・休日は、常勤スタッフは役場へ参集
・参集後、他のスタッフの安否確認

🚌→　川根本町役場、だめなら総合支所へ戻る
道路等の安全を確認しながら　🚶

川根本町訪問看護ステーションの
災害時基本方針

〇スタッフ自身の身の安全を図り、訪問看護を継続できる体制の構築を行うものとする。

〇災害発生時には職員の身の安全を図る
〇利用者の安全確保に尽力する

〇地域医療との連携を取り、町民の安全との健康が保たれるように支援に結び付ける。

川根本町訪問看護ステーション
令和5年8月作成

図 4-6　川根本町訪問看護ステーションにおける災害時アクションカード

ほどの被害となった時に、それに準じて BCP を発動することになります。

　ただ、台風や地震はかなりの頻度で発生していながら、実際には幸いにも大きな災害が出ずに済んでいることが多いです。役場に集まり、状況の把握をしながら BCP の発動について判断することになりますが、被害がそれほど大きくなければ、すぐに通常業務へ戻れる場合が多いのが現状です。

　BCP は想定外の大きな災害やそれに伴う被害によって、長期にわたり通常業務が滞る可能性があると判断された場合に発動させなければなりません。発動させるとしても、その時々により被災の状況も違えば、復旧の状況も変わってきます。BCP を発動する基準が曖昧なままになりやすいため、時間軸での基準を設けるというよりも、発生直後の緊急時の対応を細かく規定しておき、72 時間までの状況に応じて発動に踏み切るというイメージで、そのためのサマリをより細かく設定しておくことが必要ではないかと考えています。

● 災害発生からの行動

　災害発生時、スタッフは後述する「アクションカード」（**図 4-6**）に沿って、最優先で身の安全を図る行動をとります。その後、役場に参集し、役場内で把握できている災害発生場所を共有し、スタッフの利用者の安否確認を行います。

　いかにスタッフおよび利用者それぞれが自ら身の安全を守る行動をとれるか

が、BCP 発動へ速やかに移行できるのかに影響します。そのためには、事業所のスタッフ自身がハザードマップの把握や、訪問する利用者が居住する地域のリスクを共有しておくことが必要だと考えます。

　また、今後は、災害対策本部が町内の被害状況の把握を行っている間に、事前にリストアップしておいた避難困難者の情報を、優先度の高い順に把握できるような体制を作れるようにしたいと考えています。

（2）感染症蔓延時の BCP 発動基準

　感染症の発生から収束までの間、事業所の業務をどのように継続させるかとともに、感染拡大を防ぐ行動をいかにとっていくかを十分に検討して BCP を作成します。感染症に関しては時系列に沿った対策が組みやすいこともあり、収束まである程度の予測が立てられます。ただし、訪問が制限される可能性を考慮すると、感染症の BCP の発動基準は、隔離の必要なスタッフが 1 人でも発生した時点になると考えます。

　一方で利用者が感染した場合、隔離期間の訪問がどの程度必要なのかに応じて訪問看護を調整し、同時に感染予防を行う必要があります。対応できるスタッフも限られてきますが、スタッフに感染者が出ていなければ、BCP の発動を行うか否かは、その時の感染状況に応じて判断するのがよいでしょう。

　なお、感染症蔓延時の対応については「アクションカード」にするより、後述する「フローチャート」(**図 4-7**)にしたほうが判断しやすいと考えています。

2）BCP 発動までに準備しておくこと

（1）事業継続計画サマリの整備

　BCP をスムーズに発動すること、また、実際に BCP に移行した場合、確実に実践できるものとするために、平時から備えていく必要があります。

　当事業所でも「リソースリスト」「リソースリスク対策」「事業継続計画サマリ」と BCP 策定の検討を進めてはいましたが事業継続計画サマリで見直すべき項目が多く、整備が進んでいない状況でした。

　そこで、まず「アクションカード」の作成と台帳等のリストアップから進めていくことにしました。台帳は状況に応じて変更されるので、「リソースリスト」や「リソースリスク対策」の検討材料になり、そこから「事業継続計画サマリ」の内容に反映できると考えました。

（2）災害時の BCP における「アクションカード」

　当町では以前から風水害の割合が大きく、最も多い被害は土砂崩れと道路の

陥没による道路寸断です。災害時にスタッフが自らの身の安全を守りつつ、災害発生直後に迷いのない行動が取れるように、また万が一、災害時に訪問中止の決断をせざるを得ない場合にも役立てたいと考え、「アクションカード」（**図4-6**）を考案しました。

　「アクションカード」には、スタッフが安全に行動できることが何より大切と考え、身の安全を守ることとスタッフ間の安否確認、指示系統についてわかりやすく記載しました。安否確認については、災害発生時、自分が今どこにいて、次にどう行動するのかをスタッフ間で共有できるように、緊急連絡用携帯電話もしくはグループラインへ報告し、管理者である筆者がまとめて所属の高齢者福祉課、包括支援センターへ連絡を入れることにしました。また、災害の場面を何通りか想定する必要も考えましたが、かえって混乱する可能性もあるため、全ての災害に共通の内容としました。なお、電話や LINE などの通信ツールの活用と、それらが停電等により通信不能になった場合、最終的にはいったん役場に戻ることがゴールになります。そのため、「アクションカード」では詳細の記載は省き、ハザードマップ等で説明を補うこととしました。

　作成した「アクションカード」は必ずシミュレーションを行い、必要な項目が揃っているか検討しましょう。

　町営である当事業所は、災害発生時にはマニュアル通りにまず役場に参集となりますが、実際には役場の規定に沿うところと、訪問看護事業所としての独自の活動が必要な場面が発生してくるのではないかと考えます。「アクションカード」は、例えば訪問先への移動中（行き、帰り）、災害が発生もしくはそれを予測する状況となった場合に、意義が出てくると思われます。

（3）災害時の利用者の安否確認についての連携

　2022（令和 4）年の台風による災害発生の翌日は土曜日だったこともあり、町外の介護事業者から「安否確認できない利用者がいるが、その人を把握できているか」との連絡が当事業所の緊急連絡用携帯電話に入りました。

　安否確認は BCP 上、最短での業務再開のために必要なことですが、災害時の避難自体は個人単位の責任で行われること、また一事業所単位では実際の災害がどの程度のものなのか把握しにくく、ライフラインの状況等もわからないことから、限界があると思われます。さらに、当事業所は町立ではありますが、一事業者でもあるため、地域すべての利用者の個人情報を把握できるわけではありません。事業所単位で行う安否確認は情報も混乱しやすいので、全体の把握がしやすい地域包括支援センターなどを通して、なるべく情報を 1 本化できるような仕組みが必要ではないかと考えました。

　町内の高齢者事業所会議で改めて安否確認について疑問を提起し、例えば介護事業者のグループで考えた場合、個人情報保護の観点からも、ケアマネジャー

が中心となって安否確認を行い、そのうえで把握しきれなかったところについて地域包括支援センターや高齢者福祉課などで補っていけないか検討しています。同時に当事業所も役場内の組織であるため、公的な部分で協力できる旨をあわせて提案しています。

　なお、利用者ごとの個別避難計画が作成されていれば、避難先の特定などもしやすいと考えましたが、すべての利用者に計画を作成するには至っていません。計画全体をブラッシュアップしながら行政でそれらの情報を把握し、スムーズに介護事業者へつなげる道筋が必要です。

　当事業所は公設であるため、災害発生時は役場の動きとリンクします。その中で、より安全な利用者の支援につながる方法を考えていかねばなりません。

（4）感染症発生時の「フローチャート」

　感染症発生時は、いかに早く予防行為を取れるかが大切です。パンデミックを防ぐため、感染（疑い）者が発生した場合は早い段階で予防行為が取れるように準備を進めていきます。当事業所では、厚生労働省「介護施設・事業所における感染症発生時の業務継続ガイドライン」[1]に掲載されている『新型コロナウイルス感染（疑い）者発生時の対応フローチャート』を参考に、初動対応について「フローチャート」（**図 4-7**）を作成しています。

　また、「フローチャート」には記載していませんが、スタッフが感染した場合は隔離期間中の状況を把握するため、毎日の体温と身体状況について電話で報告を受け、表にまとめることとしました。さらに、近隣だけでなく広範囲の地域の情報も収集・整理するなど、毎日の情報収集をマニュアル化する必要もあります。

　なお、前述した「アクションカード」と同様、「フローチャート」も実際にシミュレーションを行い、必要項目を検討してみることが必須です。

（5）台帳整備

● 利用者台帳

　平時に行っておかなければならないこととして、台帳整備があります。まず利用者台帳は、災害発生時に必要となる情報を簡潔に表示するために、どのような内容を記載するか、相談しながら作成していきました。

　台帳に上げた情報は、氏名、年齢、住所とその地区の避難所、使用している医療機器およびレンタルを含めた介護用品（電化製品）、移動方法（移動に必要な道具）、ケアマネジャー、担当医です。情報量が多いのですが、これらは避難する状況に至ったときに必要な情報であると考えました。

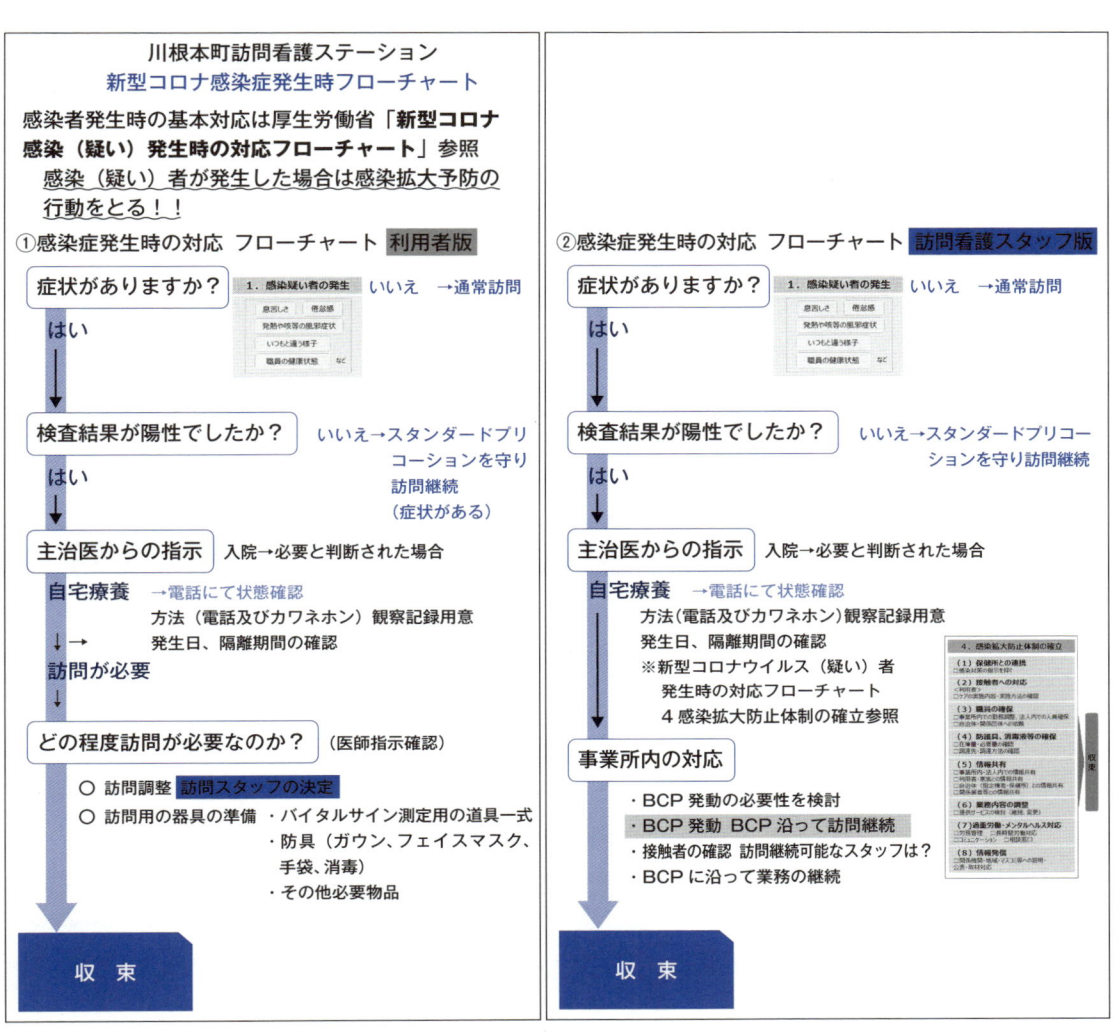

図 4-7　川根本町訪問看護ステーションにおける感染症発生時のフローチャート

● 備品台帳、消耗品台帳、貸し出し簿

　もともと作成してあった備品台帳から、定数の増減がない医療機器をリストにした「備品台帳」と消耗品を中心にした「消耗品台帳」、さらに「貸し出し簿」に分けて整理しました。

　貸し出し簿は、BCP 発動時に医療機器等の貸し出しが必要になる状況が考えられるため、作成しました。例えば、COVID-19 を発症した人にはパルスオキシメーターが貸し出されていましたが、当町のような地域では町で保有している機器の数に限りがあるため、当事業所から貸し出したものもありました。また、災害によって緊急避難をした際、吸引器など必要な医療機器の持ち出しができず、貸し出しが必要になる場合もあるかもしれません。

(6) 備品のストックや調達

BCP発動の状況が長引くほど、医療材料の中でも使用頻度の高い消耗品が不足してきます。特に定期的に使うものは備品台帳で残数を把握し、早い段階で入手経路を確保しておく必要があります。利用者に欠かせない医療材料が入手困難になるような状況を避ける手立ても、考えておく必要があります。また、台帳作成後に、改めて停電時の電化製品の扱いについて事業所内で勉強会を行いました。

3) 地域連携

(1) 福祉避難所

町内に設置されている福祉避難所は、実際にどのレベルの人を受け入れてくれるのか。デイサービスやショートステイなどの当該利用者のみが対象なのか。そうだとすれば、高齢者以外で障がいのある利用者は避難できる先があるのか、それとも一般の避難所での受け入れとなるのか。これらは各避難所を当たって確認する必要があります。そのうえで、障害福祉サービス等の担当者と具体的な避難方法等を共有しておくことが必要です。

(2) 個別避難計画

個別避難計画は、災害発生時にインクルーシブな避難を行うための計画であり、要支援者、介護者、障がい者（児）すべての避難困難者を取りこぼさない、包括的な支援対策の一環として考えていく必要があるとされています。高齢者であるとか、障がいがあるというだけで避難を拒まれることもあり、そのために災害に巻き込まれる可能性を回避できる方法として、普段から個別避難計画の作成を進め、いざという時の足がかりとなるようにします。

しかし、災害時の避難計画はケアプランとして作成されるものではなく、避難自体は個人の責任で行わなければなりません。そこで、当事業所の中でも避難困難度の高い利用者から、ケアマネジャーと一緒に個別避難計画を作成し、医療的に必要な支援や持ち出し用具なども検討しています。

また、近隣の市町や事業所対象に開催された研修会に参加したところ、高齢者や障がい者はやはり避難困難者として考えられており、災害での死亡率が高いことが話題になっていました。町立の訪問看護事業所として、避難困難者を担当しているケアマネジャーや障害福祉サービス等の担当者と連携を図り、避難時に何が必要かを一緒に考えるよい機会となりました。

4) 地域防災訓練と BCP の見直し

　当町では年に2回地域防災訓練を実施し、当事業所のスタッフも役場職員として参加しています。2022（令和4）年までは、地域の医院に設置する救護所の設営訓練や、トリアージ訓練を行ってきました。しかし、近年の台風等による災害時に実際に起こった状況を踏まえ、2023（令和5）年度は要介護者と障がい者を併せた台帳の整備や、災害発生時に福祉課内でどのように安否確認を行っていくのかについて、当事業所を含む高齢者福祉課、健康福祉課内の看護師間で見直し検討しました。以下は訓練の概要です。

(1) 被害状況の把握と対策の検討

　まず、2022（令和4）年の台風で実際に発生した、「土砂災害により道路が寸断され、透析病院への通院ができなくなった住民」への対応です。当町内には透析を行っている開業医はいません。災害は金曜日の夜間帯に起き、翌土曜日の町外への通院が困難になりました。

　同様の状況が起こることを想定し、福祉課内で把握している透析通院者の情報から、透析通院者の災害発生時の備えについて確認し、不足している点があれば指導するようにしました。透析通院者は訪問看護の利用が少なく、当事業所でも透析通院者はいませんが、災害発生直後の行動には訪問看護スタッフも協力できることがあると考えます。

　次に、停電への備えとして、電気の必要な医療機器、介護用品のリストアップを行いました。介護用品はレンタルでの利用がほとんどです。地域のケアマネジャーにこれらを利用している住民の情報提供について協力を得ましたが、緊急対応が必要な医療機器を利用している住民を優先して確認していく必要があります。

　以上を踏まえ、これらの見直しや整備をどのタイミングで、誰が行うのかも相談しました。同時に当事業所内の台帳整備と見直しを行うタイミングも設定しました。

(2) ライフラインに関する状況確認と情報共有

　被害状況の把握と対策の検討を行いながら感じたことは、停電や通行止めなど、ライフラインの確認がまず必要であるということです。当事業所は当町役場内にあるため、ライフラインの確認を行いやすい状況にあることから、役場内にいる職員もしくは当事業所のスタッフがライフラインの確認を行い、全体に共有するという体制に見直しました。

　災害が発生した場合、当事業所のスタッフは「アクションカード」に従って

役場に戻ります。最初に戻ったスタッフは、被害状況の把握とライフラインの情報収集を行うのと同時に、台帳を出し、他のスタッフが戻ったときにスムーズに情報の共有と BCP 発動の判断ができるように準備しておくこととしました。

5）BCM の視点によるまとめ

　新型コロナウイルス感染症は 2023（令和 5）年 5 月に感染症法上の 5 類へ移行し、パンデミックによる通常の業務や生活への弊害がようやく収束してきたという現状です。

　一方で自然災害に関しては、過去に起きた災害の影響が大きく、完全に復旧する前にまた次の災害が発生する、ということが多い傾向を感じます。ライフラインの復旧に要する時間は、一般的に 72 時間前後と言われていますが、2024（令和 6）年 1 月の能登半島地震の被災状況を鑑みると、広範囲かつ重層的に発生する未曽有の災害においては、72 時間というタイムリミットが全く有効ではないと思い知らされました。静岡県を含む東南海地域は、いわゆる東海地震の想定震源域とされ、大地震がいつ発生してもおかしくないと長年言われ続けています。改めて、収束のめどが立たない状況への備えを考えていく契機としなければなりません。

　「ヒト・カネ・モノ・情報」すべてのリソースにおいて不足が生じたり、すべての事業が破綻してしまったりするような状況において、作成済みの「事業継続計画サマリ」が実効性のあるものになるように、普段から定期的に改善のための見直しや追加を行い、マネジメントしていく必要があります。

　まだまだ、平時の準備として必要なことや不足していることも多いですが、一つひとつ見直して常にブラッシュアップしながら整備し、定期的な防災訓練やシミュレーションも行うことで、さらに内容の評価や修正に活かしていくという一連の流れこそが BCM（事業継続マネジメント）であると考えます。

●引用文献
1）厚生労働省老健局：介護施設・事業所における感染症発生時の業務継続ガイドライン，2025.
　　https://www.mhlw.go.jp/content/001073001.pdf

●参考文献
・社団法人全国訪問看護事業協会編：訪問看護ステーションの災害対策　マニュアル作成と実際の対応，日本看護協会出版会，2009.
・訪問看護 BCP 研究会編：リソース中心に考える！つくれる！使える！訪問看護事業所の BCP（事業継続計画），2022.
・深田博史，寺田和正：見るみる BCP・事業継続マネジメント・ISO 22301，日本規格協会，2021.

BCP 策定後の実践や研修での気づきから BCM 構築へ

1）BCP 策定と協力体制構築に至ったきっかけ

2020（令和 2）年、日本でも発生した新型コロナウイルスによるパンデミック。当時の筆者には、これから何が起きるのか、何をすればいいのかわからず、ただただ不安しかなかったことを覚えています。筆者の住む静岡県伊東市という地域は高齢化率が 46％を超え、医療体制も十分とは言えず、また在宅医療・介護体制に関しても人材不足など課題がたくさんあります。もともと、十分とは言えない医療資源の中、起こってしまった未曾有のパンデミックにうろたえていました。

その中で 2021（令和 3）年介護保険改定に盛り込まれた各事業所における BCP 策定。はじめは空をつかむような感覚で何を想定して、何を準備したらよいのか、具体的に考えれば考えるほど、わからなくなっていました。

そのような状況の中、市内の訪問看護ステーション協議会の話し合いから自然発生的に湧き起こってきた意見が「訪問業務が行えなくなったらどうするのか？」「訪問できなくなった場合、他のステーションが協力できないか？」というものでした。伊東市には精神科専門を含め 9 つのステーションがありますが、1 カ所を除いては常勤換算 5 ～ 7 人の中小規模ステーションであり、人的資源の不足がそのまま業務継続の可否に直結するという問題を、どのステーションも抱えている状況でした。

そうして始まったのが、ステーション同士の協力体制構築でした。ちょうど時を同じくして、静岡県訪問看護ステーション協議会より、この協力体制構築をモデル事業として取り組む旨の依頼を受け、また、同時に各事業所の BCP 策定の際に勧められて参加したのが、「訪問看護 BCP 研究会」の研修でした。

2）訪問看護 BCP 研究会の研修に参加して

BCP 策定にあたり、前項でも述べましたが、「何を、どう想定し、どう準備したらよいか？」が何度考えても答えが見つからない、また、災害による被害状況の想定があまりにも多すぎて準備しきれない、というのが、最初に感じたことでした。さらに想定外のことまで含めるべきか、考え始めると途方もなく

感じたことは今でもよく覚えています。

　そうした中、訪問看護 BCP 研究会の研修に参加して、これら最初に感じた疑問がすぐに解消されたのです。例えば「災害を"リソースが失われた状態"と考える」という原則から、現状の業務が何のリソースで構成され、またその業務のリソースが失われた時にどう補い、準備しておくのかという考えで災害をとらえ、どんな状況が起きても、失われたリソースの補い方や準備の仕方は大きく変わらないことがわかりました。そして、業務に優先順位をつけること（トリアージ）により、有事に出くわした時に何をどうすればよいのかという視点が見えるようになりました。

　また、リソースとリスク、それぞれの対策を考えていくと、かなり多くの対策方法が平時から行うべきであるとわかりました。自事業所の業務に優先順位をつけ、リソース別に対策を検討していくことで、まず何をすべきかが理解できました。**表 4-2** は、感染症における事業継続計画書の一部です。

3）協力体制構築を話し合う中で見えてきた課題

　自事業所の BCP 策定を徐々に進めながら、同時に市内 7 ステーションにおける協力体制構築を取り組んでいました。物理的には単に看護師を補填するだけですが、利用者が契約しているステーションとは別の看護師が訪問することで、利用者との契約、個人情報の取り扱い、訪問看護指示書の発行などの問題や、緊急訪問をどこまで担うのか、利用者の選定はどうするのかなど、かなり多くの課題が発生しました。

　もともと、訪問看護の業務が非常に複雑で、利用者との契約および医師の指示が必要な業務であるため、すべての利用者への説明と同意が不可欠でした。また、有事の際の緊急措置としての協力体制のため、状況によってはより生命維持に訪問看護が必要な利用者を優先して訪問業務を行う場合があることについても、了承を得る必要があります。これに関しては県のモデル事業としての協力体制構築という点で、利用者への説明と同意に関する統一された書類を作成し、運用することとなりました（**資料 4-1**）。また、訪問看護指示書に関しては 1 医療機関につき月 1 枚のみの発行という制度により、コスト的な観点から主治医によっては発行が難しいという問題もありましたが、伊東市医師会長に相談したところ、有事の際の追加発行について快諾を得ることができました。このことを通して、日頃からそのようなお願いができるような関係づくりや信頼関係の構築などが必要であることも改めて感じています。

　このほかにも、個人情報をどのようにステーション間で申し送るのか、必要な情報について細かいところまで話し合いを重ね、同じ書式の情報ツールを作成するなど、ルールを決定しマニュアル化していきました。

表4-2 感染症における事業継続計画サマリ

事業継続計画サマリ		リスク*1	対策・対応*2 直後	対策・対応*2 72時間	対策・対応*2 1カ月以内	対策・対応*2 それ以降	平時
体制		・管理者・副管理者の安否不明により指揮・監督系統がとれない。	・対策本部の発足、管理者副管理者(または代理の者)の指揮のもと体制を調整 ・発災時の自身の安全確保徹底				・管理者・副管理者指示の下でBCPの作成と職員間の共有 ・伊東市訪問看護協議会の定期開催(顔の見える関係づくり) ・緊急時の協力体制の検討・地域の他機関および利用者の状況把握 ・感染予防に関するスタッフへの連絡方法などスタッフへの教育・指導 ・緊急時の対応や直行直帰制度を確立
リソース	ヒト	・職員またはその家族の感染・濃厚接触の疑いによって出勤できない。	・感染・濃厚接触の可能性の有無の確認・精査→感染・濃厚接触の疑い調整・確保、人員確保困難時は伊東市訪問看護協議会への協力要請に伴う手続を確認し、利用者の(代表者は会議に参加し、他事業所への振り分け・調整を行う) ・保健所に連絡 ・訪問ルートの変更および利用者・家族にキャンセルの連絡 ・翌日以降の訪問業務の調整とそれに関する連絡	・稼働可能な人員に応じた通常業務の実施 ・業務の実施 ・伊東市訪問看護協議会への協力要請に伴う手続困難時は伊東市訪問看護協議会に参加し、他事業所への訪問看護、他事業所への利用者情報の提供	・稼働可能人数に応じた通常業務の実施 ・伊東市訪問看護協議会に協力要請し、他施設の利用者の身体状況の変化などの情報提供を受け、通常訪問に切り替え		・職員の感染・濃厚接触時の連絡体制の構築・ルールづくり ・各職員・濃厚接触時対策の実施と職員への感染予防教育 ・職員の健康管理とチェック体制の構築・実施
	モノ	・衛生材料や物品の在庫確認・発注が感染・濃厚接触により、(重要)業務の遂行に必要な割合・量、具体的な割合入手できない。	・出勤可能な衛生材料・物品管理の代行 ・現在庫による継続可能な期間の予測				・衛生材料や物品の定期的な在庫確認と発注(ネット通販・店頭・病院・福祉用具事業所など複数の確保。自治体や他事業所との連絡) ・訪問用自動車のメンテナンス(定期的な直行値補給が常時5割以上の補充) ・事業所内感染を予防するために職員の直行値帰制度の確立(PC・タブレット型PCの導入・インターネットに接続する為の通信手段の確保。利用)
	カネ	・稼働率低下にともなう収入減 ・利用者の感染による入院、死亡		・稼働率に応じた売り上げの予測	・翌月および翌々月以降の収入を想定し、それに応じた対策の立案	・経営資源の精査と対策立案 ・必要時会計士または銀行と相談	・未収金管理(保険請求・入金の確保)〔入金は請求の2か月後〕。利用者負担金の請求・業務委託金の請求 ・1カ月程度の事業運転資金の把握と確保 ・損害保険の確認(人身・物損事故の損害補償) ・公的融資や助成金、補助金などの確認 ・国・自治体の制度や施策の確認 ・BCPを銀行に提出
	情報	・スタッフからの情報破損 ・事務所情報システムによる紙媒体情報の確認が確認できない	・連絡・関連機関と情報(利用者の感染情報など)を精査・確認 ・重症度・医療依存度の高い利用者への訪問の中止・利用者家族の変更の連絡 ・濃厚接触者の有無の確認・感染情報の確認	・伊東市訪問看護協議会を通じて協力スタッフ→コミュニケーション情報所 ・紙媒体「シンスケア*かけはしで」情報開示 ・他事業所に利用者の訪問をしてもらう際の訪問指示書・提供 ・感染情報の確認	・感染情報の確認	・感染情報の確認	・利用者への訪問や電話連絡による状況確認 ・多職種との情報共有「シンスケア*かけはし」(静岡県医師会主導のICTシステム。利用者や医療機関、訪問看護事業所の空き情報などを共有できる)。FAXなどを通じた情報収集・共有 ・国・自治体からのメール等通知文書による情報収集
	利用者	・利用者の感染・濃厚接触による新たな感染・濃厚接触者の増加 ・訪問稼働できないことによる療養生活維持が困難になる ・新規利用者獲得困難	・濃厚接触者の有無の確認、身体状況などを確認・確認 ・重症度・医療依存度の高い利用者への訪問が可能であれば、訪問する。 ・訪問中止となった利用者の療養生活継続に必要な方法などを助言・指導	・主治医の指示に従い観察・処置を行う ・訪問サービスが必要な利用者への訪問継続・訪問サービス継続	・稼働率に応じ既存利用者への訪問再開 ・稼働率に応じた新規利用者獲得		・利用者の紹介元(病院,地域包括支援センター・市役所[高齢者福祉課])およびお知り合い・友人・親族の訪問 ・利用者による親族の健康管理 ・緊急時の安否確認方法の確立 ・利用者へのトリアージの実施など、緊急時には可能な限り訪問回数などを調整させてもらう旨の説明と同意を取得 ・利用者にしか得る問題を把握 ・利用者や家族が3日以上自立して生活できる仕組みの整備 ・感染災害時に対応できない契約不履行が可能性があることの契約書での明記と説明

* 1 「リソースリスク」とは、災害発生後リソースが損失・不足する原因
* 2 減らさない対策:対策「防護」「備蓄」「予備」/活用する対策・対応:「代替・節約」/業務トリアージ」/増やす対策・対応:「調達」/修復「回復」

令和　　年　　月　　日

訪問看護ご利用者・ご家族の皆様

訪問看護ステーション○○
所長　　○○　　△△

新型コロナウイルス感染症に伴う
当事業所が一時休業になった場合の体制について

　日頃、当事業所をご利用頂き誠にありがとうございます。

　昨年からの新型コロナウイルス感染症の広がりが一日も早く収束することを願っておりますが、医療機関や介護施設の休業などの情報も聞かれ、全国的にまん延している状況が続いております。

　当事業所においても、感染予防策を講じておりますが、万一当事業所から新型コロナウイルス感染症の陽性事例が発生した場合には、事業所を一時的（概ね14日間）に休業することになります。

　その際、緊急的に連携協力する別の訪問看護ステーションが対応し、訪問看護を提供できるような体制を整えています。ご利用者様のそれぞれの状態によって、体制・対応が変動する場合が考えられますが、下記内容をご確認の上、皆様には何卒ご理解・ご了承下さいますようお願い申し上げます。

　1．連携体制について

・当事業所の休業期間中、主治医の指示のもと、連携協力する訪問看護ステーションにより訪問看護を提供致します。
　但し、主治医と相談の上、訪問の調整やサービスの内容を調整させて頂く場合があります。
・ご利用者様が困らないように連携協力する訪問看護ステーションと必要な情報共有を致します。
・連携協力する訪問看護ステーションへの個人情報守秘義務を徹底します。
・利用の開始または途中で断った場合も、ご利用者様には何ら不利益を被ることはありません。
・そのほか、必要に応じ主治医やケアマネジャーとの連携を行います。

　2．留意事項について

・ご利用者様と連携協力する訪問看護ステーション間で契約を交わすことになります。
・休業期間中の対応については、連携協力する訪問看護ステーションにて行うことになります。
　但し、必要に応じ当事業所により電話対応を行わせて頂く場合もあります。
・当該体制を利用する場合、訪問看護指示書料が発生する場合があります。

訪問看護ステーション○○
所長　　○○　　△△
電話　　××× - ××××

確認書および承諾書

訪問看護ステーション○○が一時休業になった際の連携協力する訪問看護ステーションからの訪問について

（訪問看護サービス提供について）
1．主治医の指示のもと、休業期間中訪問看護サービス提供について調整すること
（個人情報提供について）
1．連携協力する訪問看護ステーションに私の個人情報の守秘義務があること
2．利用の開始または途中で断った場合も、私は何ら不利益を被らないこと
3．連携協力する訪問看護ステーションと私の情報共有を行うこと
4．その他、必要に応じ主治医やケアマネジャーとの連携を行うこと
（留意事項について）
1．休業対象期間中の訪問看護については主治医と相談（緊急性等）の上、訪問の調整を行うこと
2．連携協力をする訪問看護ステーションと契約を交わすこと
3．休業期間中の対応については、連携協力する訪問看護ステーションがすべて行うこと
　但し、緊急時の相談は当事業所の緊急連絡先に連絡をすること
4．当該体制を利用する場合、訪問看護指示書料が発生することがあること

- -

事業所名：訪問看護ステーション○○

上記、訪問看護サービス提供および個人情報提供、留意事項について確認しました。

訪問看護ステーション○○が一時休業した場合、連携協力する訪問看護ステーションにサービス提供を受けることを利用者氏名（　　　　　　　　　）は、

□ 希望しません
□ 希望します

承諾書

連携協力する訪問看護ステーションに、私の個人情報を提供することを承認します。

2021 年　　　　月　　　　日　　　利用者氏名（　　　　　　　　　）
　　　　　　　　　　　　　　　　　　代理人氏名（　　　　　　　　　）

資料 4-1　　一時休業になった場合の体制に関する説明書と確認書および承諾書

4）新型コロナウイルス感染拡大によるステーション職員への影響

　2021（令和3）年7月、いわゆる第5波と言われる新型コロナウイルス感染拡大により、市内後方支援病院でも連日、発熱外来への受診患者や入院患者が増え、また幼稚園や保育園などで感染予防しきれない未就学児を中心に、徐々に家族内感染が増えていきました。当ステーションでも7月末に筆者自身が感染し、その後、職員の家族内感染が同時多発的に発生してしまい、7人中4人の職員が同時期に隔離生活を余儀なくされ、訪問業務を縮小せざるを得なくなりました。幸いにも、職員の感染は管理者である筆者の隔離期間終了後であったため、現場の指揮系統まで崩れることはなく業務を遂行できました。

　たとえ1人の職員が急に欠勤となっても大変な状況の中、4人同時にとは筆者自身も経験がなく、非常に焦燥感に駆られましたが、こういう時こそのBCPだと思い、もう一度、自身で作成した事業継続計画書を再確認することで、何から始めたらよいのか、など冷静になって対処することができました。この時は協力体制を発動するには至りませんでしたが（筆者を含む残り3人のスタッフで訪問業務を調整できたため）、バックアップ体制として協力体制があるということも、非常に安心感につながったことは確かです。

　実際の対応としては、現状訪問している利用者のトリアージを実施して、訪問休止する場合（医療的処置やケアが少なく、自己管理または家族管理が行える場合）にはすべて事情を説明し、時間変更やケア内容の縮小、あるいは時間の短縮をお願いすることもありました。

　また、すべての職員の隔離期間が終了するまで、新規の利用者の受け入れはお断りすることとしました。社会情勢を見て、ほとんどの利用者からも「困った時はお互いさま」と快くキャンセルや時間変更が受け入れられたことには大変感謝しています。また、当ステーションの職員たちが、日々の訪問業務の中で、利用者との信頼関係構築や、丁寧なケア提供ができていることにも気づくことができました。

5）BCPからBCMへ ── シミュレーションと新たな課題

　伊東市ではこのような感染流行の波はありましたが、市民へのワクチンの接種が進み、徐々に新型コロナウイルス感染症との共存という社会情勢の中で大流行には至らずに済んでいます。現在は少し感染状況も落ち着いていること、私たち一人ひとりも with コロナ生活に慣れてきたこともあり、それぞれの感染経験なども活かし、伊東市のステーション協力体制構築に向けて実際に動き出しました。

まず実施したのが、協力要請が発生した時のステーション同士の申し送りのシミュレーションで、zoom を利用して実施しました。すでに感染症発生時の協力体制発動マニュアルは作成済だったため、各ステーションで生命維持に訪問看護継続が必要な利用者を 1 名トリアージし、発信側、請け負う側それぞれの立場で申し送りを行いました。実際シミュレーションしてみて気がついたことは、そもそもトリアージの時点で「生命維持に訪問看護が必要な利用者」という基準にばらつきがあったという点です。これは静岡県訪問看護ステーション協議会のモデル事業に参加している他地区からも同様の声があり、トリアージにもある程度の標準化が必要ではないかとして課題となっています。

　さらにこの間、2022（令和 4）年 9 月の台風 15 号により、静岡県静岡市の一部地域では大雨による川の氾濫や一部浸水、長期間の断水などの災害を体験したステーションもありました。幸い、訪問看護関係者や利用者の中に犠牲者はいなかったものの、ライフラインの一部がしばらく使えなくなることの不便さや、復旧に際して人手不足などが生じたとの声も聞かれました。また、夜中に川の氾濫の危険性が高い中、あるステーションで利用者宅へ安否確認の連絡を入れた事案があったなどの報告があり、これについてはモデル事業の地区代表者とも話し合いましたが、とても難しい問題だと感じました。実際に発災した時、私たち訪問看護師は利用者の安全をどこまで守れるのか。このことは考え続けなければならない課題です。

6）自然災害発生時の協力体制構築とそれによって気づいたこと

　感染症蔓延時の協力体制構築で、いろいろな課題は得つつも、基本ができたため、これを基盤として自然災害発生時の協力体制構築についても検討を始めました。ただし、感染症との大きな違いとして、自然災害では、ライフラインが遮断されたり、自身が生命の危機にさらされたりといった可能性があります。

　伊東市においては、地震、土砂災害、津波、水害、火山の噴火などが想定されており、いずれの場合も場所によって被害の大きさや状況が違うこと、さらに周囲を山と海に囲まれている地形上、南北を通る主要国道が遮断されてしまうと陸の孤島と化す可能性が非常に高く、外部からの支援介入に時間がかかることが予測されます。そのため、大規模災害が発生した場合、少なくとも数日、長ければ 1 週間は現地の残ったリソースだけでしのがなければならないという状況が想定されます。

　そのため、協力体制が敷かれるまでは、自事業所および職員の安全確保と確認に時間を要することや、さらに安全が確保できない場合は協力体制の発動そのものを中止する決断が必要なことも視野に入れました。

　上記のことを BCP 関連の講演会などで発表すると、利用者の安否確認を行

うか否かについて質問を受けることがありますが、これも前項で述べた考え続けなければならない課題の一つではないでしょうか。筆者は、訪問看護師とは病気や障がいを抱えながら生活する人の「命をつなげる・支えるプロ」であり、自衛隊や救助隊のような「命を助けるプロ」ではないと考えています。そのため、発災時は各自、各事業所の安全が確保され、ある程度、安全に訪問看護業務が遂行できる状況の目途が立ってから協力体制を実行に移すということを、マニュアルに盛り込んでいます。さらに、発災後に助かった利用者の命をつなぎ、支えるためにも、訪問看護師自身が自らの命を確実に守ることが非常に大切であり、この意識づけを常日頃から自事業所のスタッフにも伝えていき、訓練していくことの大切さにも気づきました。

　また、ステーション同士の協力体制は、まず互いに連絡を取り合わない限り発動しません。しかし、自然災害によるライフラインの遮断により、連絡が取れなくなる可能性も十分考えられるため、そのような場合の動き方などもマニュアル化されています（**図 4-8**）。

7）自然災害発生時の連絡方法に関するシミュレーション

　いざ有事の際、ライフラインがすべて遮断された時、どのように連絡を取るかは大きな課題でした。現在は一人ひとりが何らかの携帯端末を持っている場合が多いですが、万が一電話やインターネットなどの通信網が全く使えなくなった状況を想定したシミュレーションを伊東市訪問看護協議会で行ってみました。

　具体的な方法は、NTT の災害時伝言ダイヤルを利用して、協力体制発動時の指示と参加の可否・現状の安否を録音・登録し、それらを再生して聞くというものです。録音の仕方、伝言の再生方法などはホームページ上に一通り説明されていますが、実際に体験してみてわかったのは、伝言時間が 30 秒と短いため、あらかじめ録音する情報を決めておく必要があることです。そこで、有事の際にも余裕を持って対応できるように、利用時の手順書を作成し、電話を掛けるところから 30 秒間で録音する情報の内容まで詳細に記載しました。さらに災害時のことを考慮すると、手順書をアクションカードのように運用してはどうかとの意見もあり、現在検討中です。

　また、携帯電話が使用不能になった時は固定電話も使えないでしょうから、災害時伝言ダイヤルも利用できないのではないかと調べた結果、公衆電話では利用できることがわかりました。ただし、公衆電話そのものの実数が減っており、設置場所の地図なども用意しておく必要があります。

　このように、実際シミュレーションを行ってみたことで、改めて気づいたことや新たな課題も非常に多くありました。細かいことを言えばきりがないのか

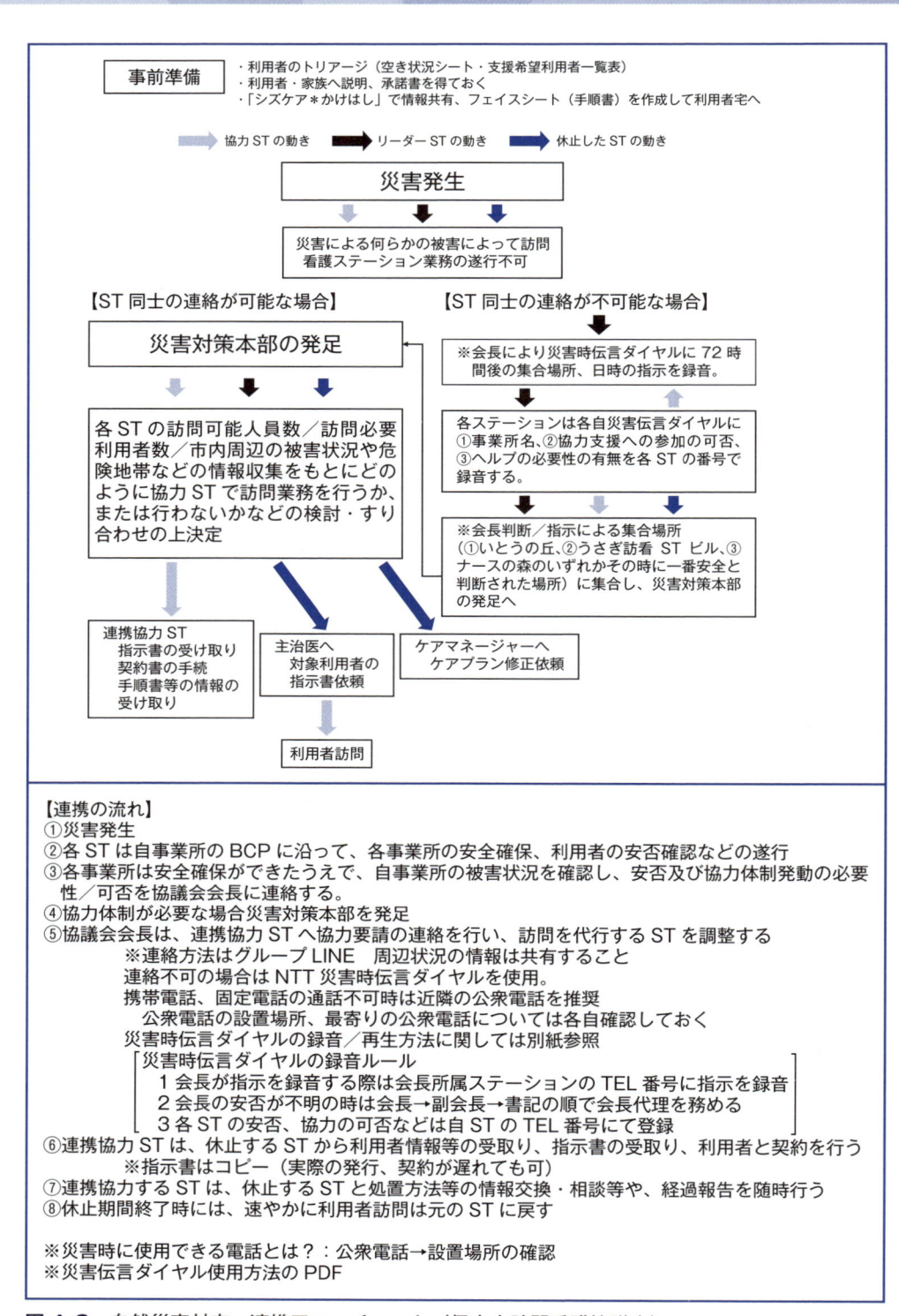

【連携の流れ】
①災害発生
②各 ST は自事業所の BCP に沿って、各事業所の安全確保、利用者の安否確認などの遂行
③各事業所は安全確保ができたうえで、自事業所の被害状況を確認し、安否及び協力体制発動の必要性／可否を協議会会長に連絡する。
④協力体制が必要な場合災害対策本部を発足
⑤協議会会長は、連携協力 ST へ協力要請の連絡を行い、訪問を代行する ST を調整する
　　　　　　※連絡方法はグループ LINE　周辺状況の情報は共有すること
　　　　　　連絡不可の場合は NTT 災害時伝言ダイヤルを使用。
　　　　　　携帯電話、固定電話の通話不可時は近隣の公衆電話を推奨
　　　　　　　公衆電話の設置場所、最寄りの公衆電話については各自確認しておく
　　　　　　災害時伝言ダイヤルの録音／再生方法に関しては別紙参照
　　　　　┌災害時伝言ダイヤルの録音ルール
　　　　　│　1 会長が指示を録音する際は会長所属ステーションの TEL 番号に指示を録音
　　　　　│　2 会長の安否が不明の時は会長→副会長→書記の順で会長代理を務める
　　　　　└　3 各 ST の安否、協力の可否などは自 ST の TEL 番号にて登録　　　　　┘
⑥連携協力 ST は、休止する ST から利用者情報等の受取り、指示書の受取り、利用者と契約を行う
　　　　　　※指示書はコピー（実際の発行、契約が遅れても可）
⑦連携協力する ST は、休止する ST と処置方法等の情報交換・相談等や、経過報告を随時行う
⑧休止期間終了時には、速やかに利用者訪問は元の ST に戻す

※災害時に使用できる電話とは？：公衆電話→設置場所の確認
※災害伝言ダイヤル使用方法の PDF

図 4-8　自然災害対応　連携フローチャート（伊東市訪問看護協議会）

　　　　もしれませんし、仮に用意はしていても、いざという時に実行不可能といった
　　　　ことも想定しておく必要も含め、平時からさまざまなことをシミュレートして

みることがとても重要です。

8) BCM の視点によるまとめ

(1) 災害対策への意識づけ

日本は大災害に何度も見舞われていますが、どうしても過去の教訓や出来事を忘れてしまいがちであるような気がします。例えば、東日本大震災の地震や津波による被害は、日本人にとって非常に心を痛める出来事でした。忘れたい気持ちもある一方で、あの惨状を知らない世代も誕生しており、一部風化している面もあるような気がします。

筆者自身も災害について学び、対策を練ってはいるものの、実際に大きな災害に遭ったことはありません。実際に災害が発生した時、いかに災害対策の視点を持って行動できるかは、やはり、訓練の反復・継続が必要だと考えます。

(2) 訓練の反復・継続

自分のいる場所はどのような災害が想定されているのか、どのように避難すればよいのか。これだけ災害が多発していても、すぐに答えることのできる人はどのくらいいるでしょう? 自らが災害に遭う可能性を想定し、どこに避難すれば安全なのかを把握しておくこと、そして、実際に平時にもその行動をとってみることで、初めて身につくこともたくさんあると思います。一人ひとりがそれらをしっかり自覚すること、そして自然にできるまで反復して訓練することが必要ではないかと考えます。

さらに、災害の種類や程度によってどの資源がどのように失われるのか、またそれらを失わないようにするための対策・補充、準備を一つひとつ行うことは、確かに途方もなく大変なことです。ですが、それらを想定し、身につくまで反復して訓練しておくことで、生き残れる可能性を少しでも高め、その後の生活の困難を 1 つずつ解消できるのではないかと考えています。

(3) 普段からの関係づくり

なるべくたくさんの人々に協力してもらえるような関係を普段からつくっておくことも、BCM の一つのポイントではないかと考えています。訪問看護ステーション内はもちろん、さまざまな関係機関や利用者とその家族、さらに周囲の地域住民も含みます。

訪問看護はそもそも「ヒト」の手で行う業務なので、やはり第一に優先すべき資源は「ヒト」です。これを補うための協力体制なので、訪問看護ステーション間だけでなく、利用者を守るという点では関係機関はじめ利用者を取り巻く

人々にも協力を得られること、協力者が一人でも多く得られることが、発災直後もそしてその後の避難生活の継続にも欠かせないものではないでしょうか。

9）最後に

ここ数年、BCP 策定や他ステーションとの協力体制構築を含む BCM を通して、災害時（リソースを失った時）の概念が大きく変わり、訪問看護師として何を守るべきなのかが、自身の中で定まったような気がしています。

まず、リソースの補充・備蓄・準備に関しては、やはり平時からどの事業所においても、また利用者一人ひとりの家庭においても、できることではないかと思います。昨今、わが国では大きな災害が多発しており、その意味では教訓とすべき前例や体験者からの貴重な情報などがたくさんあります。ぜひそれらから学び、明日は我が身という意識をもって、備えておくことの大切さを知っておいてほしいです。

また、災害時の考え方として、「自助」「共助」「公助」の中では「自助」について強化しておく必要があるのではないでしょうか。前述のとおり、自然災害発生時、私たち訪問看護師は「命を助けるプロ」ではないことを必ず念頭に置いておかなければなりません。あくまでも助かった「命をつなげる・支えるプロ」なのです。そのため、発災後に生き残ることができ、ある程度の安全を図ることができた場合でなければ、私たちは力を発揮することができません。この「自助」の視点やきっかけを利用者とその家族に与え続けることは、訪問看護師が平時の生活の中でできることの 1 つではないかと改めて感じます。

今、日本は災害大国となっています。2024（令和 6）年も、能登半島地震という大きな災害が起こってしまいました。自然の力に私たちは抵抗することはできません。また、いつ、どこで、何が、どのように起こるのか、誰にもわかりません。今できることは何かを常に意識して、平時から一人ひとりが「自分の生命は自分で守る」ために準備しておくことで安心につながり、結果的に「災害があってもみんなで生き残る」ことを実現できたらよいと考えます。

●参考文献
・一般社団法人静岡県訪問看護ステーション協議会：訪問看護における感染症・災害対策連携推進業務報告書〜モデル地区における連携体制づくり〜，2024.
　https://www.shizuoka-vnc.jp/pdf/infectious_disaster_collabo_report.pdf
・伊東市ホームページ：https://www.city.ito.shizuoka.jp/
・訪問看護 BCP 研究会：リソース中心に考える！つくれる！使える！訪問看護事業所の BCP（事業継続計画），日本看護協会出版会，2022.
・重川希志依，堀芽久美，野中美保子，長谷島さや：第 29 回日本難病看護学会学術集会市民公開講座 1，難病療養者と家族を取り残さない防災・減災ネットワークの形成，2024.

　福岡県久留米市は、福岡県南部の筑後平野に位置し、ほぼ毎年大雨による水害が各地で確認されています。筆者の所属する田主丸訪問看護ステーション（以下、当ステーション）は久留米市の東部にあり、南に耳納連山、北に一級河川の筑後川が流れており、その中間に一級河川筑後川水系の一次支流である巨瀬川が流れています。

　当ステーションは、設置主体である医療法人聖峰会田主丸中央病院の1階部分に事務所を構えています。過去には短時間の大雨時に病院周辺の道路が冠水し、駐車場に駐車していた訪問車が被害にあった経験があります。当ステーションでは、2016（平成28）年4月の熊本地震と2017年の平成29年7月九州北部豪雨災害、毎年の水害の経験をもとにBCPの策定を行いました。しかし、BCPを策定したことで備えは十分である、と過信していた部分もあり、実際に被災して、それが不十分であったこと、訓練や見直しができていなかったことを痛感しました。

　2023年の令和5年7月豪雨災害の際のBCPの活用と気づきをもとに、PDCAサイクルによるBCPの見直しと被災時のOODAループ〔observe（観察）→ orient（状況判断）→ decide（意思決定）→ act（実行）〕の思考プロセスを用いて、行動訓練を含めたBCMへ意識転換を図る機会になりました。

1）令和5年7月豪雨災害の概要

　九州北部地方では、梅雨前線の影響により令和5年7月7日から雨が続き、7月10日には短時間に何度も線状降水帯が発生しました。7月10日未明から1時間降水量60mmを超える記録的な大雨が降り続きました。一方で、災害警戒アラームも鳴り続け、河川氾濫のおそれと土砂災害のおそれにより、久留米市は3時45分、警戒レベル4（避難指示）を発令しました。6時時点でうきは市付近の主要道路は冠水し、山間部の道路も泥流で冠水箇所が多く、通行困難な状況となりました。7時34分には、河川の水位が上昇し、久留米市全域の警戒レベルはレベル5（緊急安全確保）に引き上げられました。田主丸付近では巨瀬川が危険水位を超えて氾濫したため、家屋や農地が浸水し、国道は濁流と化しました。9時15分、耳納山観測所の一時間最大雨量が観測史上最大の91.5mmを記録し、その直後に田主丸町竹野地区では土砂災害が発生

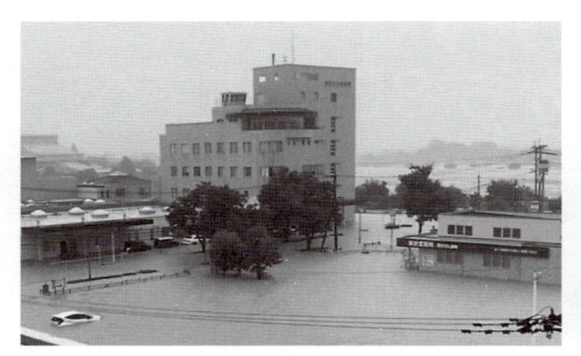

写真 4-1　7 月 10 日の田主丸中央病院周辺

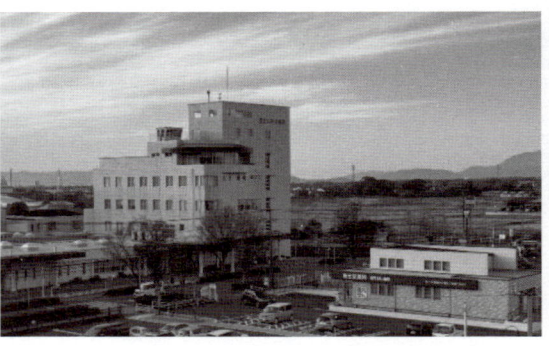

写真 4-2　被災 6 カ月後の田主丸中央病院周辺

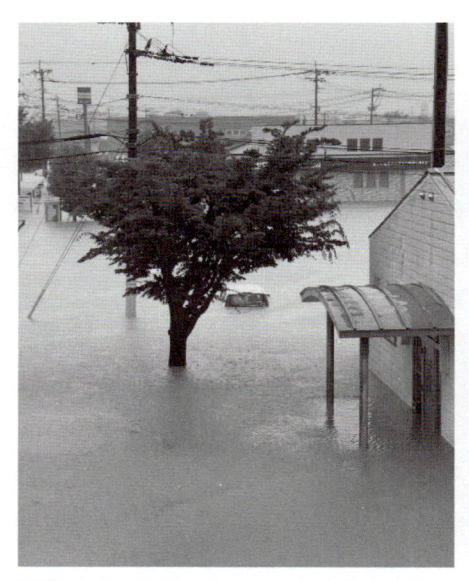

写真 4-3　7 月 10 日の田主丸中央病院に隣接した施設と駐車場

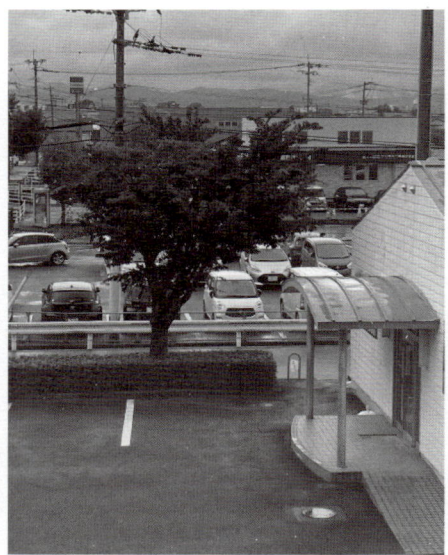

写真 4-4　7 月 19 日の田主丸中央病院に隣接した施設と駐車場

しました（**写真 4-1・4-3**、**写真 4-2・4-4** は被災時とその後の比較）。

2）災害サイクルのフェーズ別にみる対応とリソースに関する課題と対策

（1）フェーズ 0（発災〜6 時間）

● 対応

　警戒レベル 4（避難指示）発令時、深夜のためスタッフや利用者の安否確認ができず、6 時時点で当日出勤予定のスタッフに自宅待機を指示しました。7 時 30 分、大雨・水害時のフローチャート（**図 4-9**）に準じて業務中止とし、スタッフと利用者の安否確認を行いました。

　スタッフの安否確認は、コミュニケーションアプリ LINE のグループ機能に

より、全員の安否と自宅周辺の状況が確認できました。一方、利用者の安否確認は、安否確認表（**表4-3**）を用いてスタッフ2名が電話で連絡しました。利用者のうち難聴や認知症の独居高齢者には、何度電話してもつながらず、確認ができませんでした。

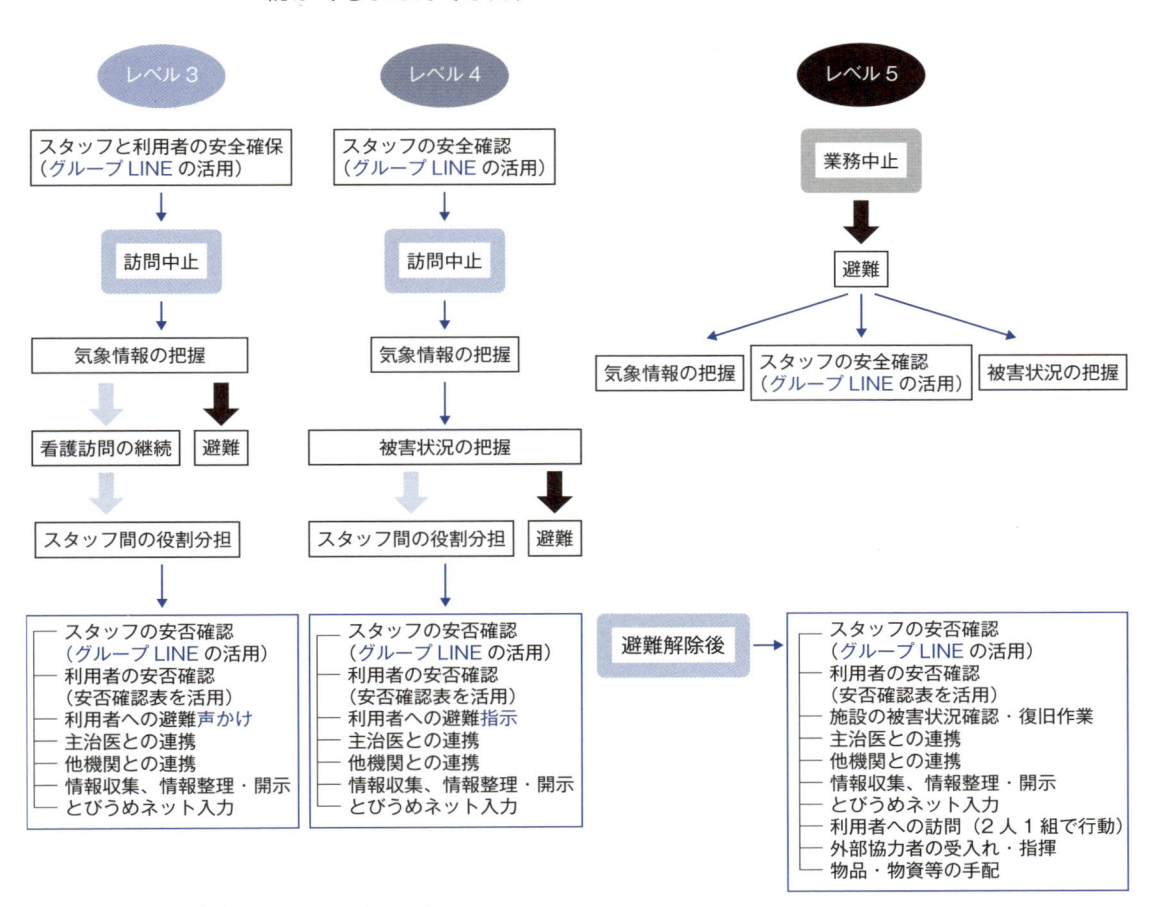

図4-9 大雨・水害時のフローチャート

表4-3 災害時の安否確認表

	名前			備考		名前			備考
1	★A氏	担送	介1	HOT：1.0～3.0L 夜間NPPV	2	★B氏	担送	障	HOT：2.0L
3	C氏		介2	HOT：1.0～ インスリン	4	D氏	護送	介3	HOT：4.0L
5	E氏			APD	6	F氏			ストーマ末期癌
7					8				
9	★　独居　　担送・護送　　介護保険情報 備考には個人の特徴等を記載								
11	スタッフ2名で奇数と偶数で分担して連絡								

● 課題と対策

　深夜帯の発災の場合、安否確認や避難指示についての見直しや対策が求められます。令和5年7月豪雨災害ではスタッフは被災していなかったため、安否確認に時間は要しませんでしたが、被災した時を想定して対策していかなければなりません。また、被災していない状態であってもステーションまでの経路が断たれた状態では、リソース（ヒト）確保が困難です。

　しかし、リソース（ヒト）確保を優先すると、スタッフの安全が保たれません。発災時、管理者ならびに指揮命令者はいち早い状況把握や指示命令スピードと的確性が求められ、責任の重圧が大きくなります。そのため、スタッフ一人ひとりが平常時から訓練を繰り返し行い、災害時への心構えをもつ必要があります。

　一方で、安否確認表の更新ができておらず、新規利用者の確認に時間を要しました。平常時より災害に備えて安否確認表を更新しておく必要があります。

⑵ フェーズ1（発災後6時間〜72時間）

● 対応

　田主丸中央病院内に災害対策本部が発足し、院内の全部署ならびに当ステーションの管理者も招集されました。病院内の上下水道は使用できず、電力が停止していたため非常用電源での対応となりました。また、電話・FAX回線ならびにネット回線も使用できない状況でした。

　当ステーションは被災前日が非営業日でオンコール携帯電話へ転送中であったため、電話回線について緊急を要する問題はありませんでした。しかし、周辺地域の行政や介護事業所も被災しており、電話回線等を含め機能停止している状況でした。そのため、関係事業所へ利用者の状況報告や避難場所の相談も困難で、地域全体の機能がままならない状態でした。

　病院の1階部分は浸水しており、1階に位置する当ステーション内も床上27〜30cm浸水していました（**写真4-5**）。ステーション内はゴミ箱等が散乱してドアが開かず、床には泥水が侵入し、資料やカルテ、物品は浸水汚染で悪臭漂う状態でした。コンセント類も使用できるか不明でした。スタッフで泥水の搬出と汚染した物品の片付けを行いました。訪問車は山側の駐車場に移動していたことから被害を受けておらず、訪問業務は可能な状況だったため、一部の業務を再開しました。再開にあたり、当日訪問予定の利用者のトリアージを行い、①電話での状態観察のみの利用者、②前日に安否確認が取れていない利用者、③医療ケア等で訪問が必要な利用者に分けました。

　トリアージ後、スタッフを片づけ業務班と訪問業務班に振り分け、前日に安否確認できなかった利用者と医療ケアのある利用者に訪問を行いました。地域によっては土砂が蓄積し、流木や流石で道路が塞がれ通行できない箇所が多く

みられました。利用者の自宅まで迂回して向かわなければならず、道路状況の情報共有を行いました。土砂災害のあった竹野地区の利用者は2次被害の危険があり、利用者へ避難を提案しましたが、「今まで家は大丈夫だったから避難しない」と頑なに拒まれました。利用者の安全確保のため何度も説得を試みましたが、避難には応じず、在宅医へ報告後に協力を依頼し、在宅医の説得のもと、ようやく避難を承諾することとなりました。

● 課題と対策

● 連絡体制

　訪問看護業務においては、電話回線の確保が最重要です。その時はたまたまオンコール携帯電話転送中であったため難を逃れましたが、回線が断たれた場合を想定して対策をしておかなければなりません。そこで当ステーションでは、終日転送状態としました。一方で、地域全体の機能が停止したことで、地域での災害対策不足が明らかになり、早急に取り組まねばならない課題であることが改めてわかりました。周辺地域の行政へこの時明らかになった連絡体制の課題を提言しました。周辺地域の医院や病院、居宅介護支援事業所、介護事業所の連絡先は事業所の固定電話で災害時には連絡がつかない状況だったことを踏まえ、早急に災害時の連絡体制の確保を嘆願しました。

● 被災状況の記録

　片づけ開始当初、汚染し破棄した物品を写真に撮って記録に残すという考えがなかったため、被災当時の写真と被害にあった物品の記録ができていませんでした。片づけ途中より記録を取るようにしましたが、すべての記録が揃っていなかったため、行政へ提出する被災状況報告書や水害被害補助金の申請時に支障をきたしました。

　目の前にある事象にばかり囚われてしまいがちですが、被災後の対策を視野に入れた対策を行わなければなりません。被災するとリソース（モノ・カネ）の減少や消失につながります。復旧には多くのリソース（モノ・カネ・情報）を確保する必要があります。そこで当ステーションでは、事業継続計画サマリのリソース（カネ・情報）対策と災害時マニュアルへ被災後の対策、行動として追加明記し、訓練としてスタッフ全員へ周知しました。

● 物品の保管

　復旧に際し、再び同じ規模の災害またそれ以上の災害を想定して、今後の対策をとる必要があります。リソース（モノ）の損失を減らすため、浸水を想定して床上30cm以下に物を置かないように対策しました。非常用の食糧や水、医療物品、カルテや資料類は30cm以上の場所に収納できるように変更し、

収納棚をスチール製にしました。床置きを要する場合は密閉できる容器に収納し、浸水に備えました。一方で、地震への備えも併せて行う必要があると感じ、収納方法や場所を検討し、すべて収納コンテナを使用して管理しました。

● 利用者への対策

災害時の利用者への対策や訓練ができておらず、利用者一人ひとりに合わせた避難経路や方法、対応方法の課題が浮き彫りとなりました。ハザードマップの確認や避難場所を想定した対策ができていたと思い込んでいた結果、実際の災害では避難に難色を示す利用者がいることは予想できていませんでした。個別避難計画を見直し、平時から利用者、家族、他職種と話し合い、常に災害を視野に入れておかねばなりません。そこでサービス開始時、サービス担当者会議時や状態変化、退院後に見直すことを平時の対策としました。

● 地域連携

BCP策定時、災害によってステーションの機能が停止した場合の対策として、近隣ステーションへ協力依頼を行い、リソース（ヒト・モノ）確保を明記していました。しかし、土砂災害地域や浸水地域、警戒レベル4〜5発令中のリスクが高い状況で、周辺ステーションに協力依頼を行うことは困難です。そこで、医師会（浮羽医師会）に近隣ステーションと話し合う機会を設けてもらい、この時の被災経験をもとに災害直後からの経過と課題を共有しました。周辺ステーションと共有することで、ステーション単独のBCPから地域で取り組むBCMにつなげることができました。

(3) フェーズ2〜3（72時間〜1カ月程度）

● 対応

ステーション内は汚泥水の浸水で悪臭が漂っており、常に換気が必要でした。電気は復旧したものの十分な状態ではなく、気温も30度以上の日が続く中、窓を開け換気を行いましたが、窓の外には仮設トイレが設置されており、利用者のプライバシー確保と悪臭のため十分な換気が行えない状況で勤務しました。多くのボランティアの支援もあり、ステーション内と備品倉庫の物品や棚の搬出と洗浄を行いました。ステーションや病院内の床は人的被害のおそれがある物質が含まれている可能性が高く、はがさないように通達があったため、Pタイルが浮いている箇所は、転倒防止と健康被害防止の目的でビニールシートで全面を覆いました。

ステーション内には個人情報が多く、カルテや書類に関しては医療従事者のボランティアへ支援を依頼し、個人情報に関係ないものを一般のボランティアへ依頼するなど、役割を分担し指示しました。汚染したカルテと書類について

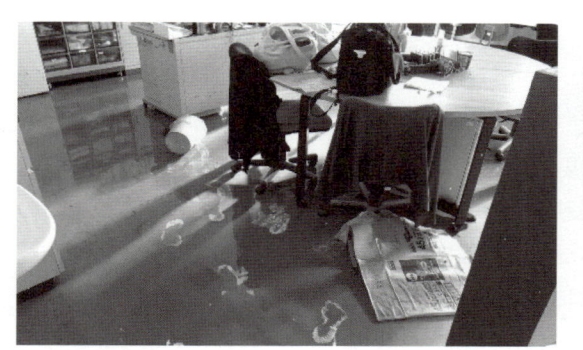

写真 4-5 7 月 11 日のステーション内

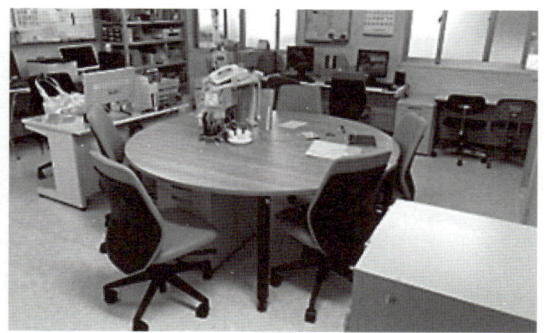

写真 4-6 8 月 17 日のステーション内

は行政へ確認し、カルテや書類の内容を確認、リスト作成後に処分しました。

通常訪問業務を行いながら、久留米市および、うきは市介護保険課へ提出するための被災状況報告書を作成し、被害状況報告書の作成や処分した物品購入のための見積もりと発注、仮事業所への引っ越し作業を行いました。

● 課題と対策

● スタッフのフォロー

課題は小規模事業所ならではのものが多く、一番はスタッフ全員の不安や負担が大きく、十分な休息が取れないことです。身体的被害や精神的被害が起こりうる可能性が高く、適切な労務管理やスタッフのフォローが重要だと考えます。また、スタッフが働けなくなった場合はリソース（ヒト）確保ができず、他スタッフの負担増と利用者へのサービスの継続にも影響を及ぼすことになります。リソース（ヒト）の視点で業務の見直し、ヒトの補充を計画していかなければなりません。

● カルテの保存

汚染したカルテに関しては「豪雨で診療録等を滅失しても『保存義務違反』には問わず、ただし滅失等の記録を作成し保存せよ」[1] とする旨の業務連絡通知が厚生労働省より発出されており、行政と病院内の規則に従って対応しました。

令和 5 年 7 月豪雨災害では多くのカルテや重要書類を失うことになり、物品類の損失も多く、リソース（モノ・カネ・情報）を見直す必要がありました。管理方法や物品内容や量の算定、購入を行う際に、地震や水害時に損失や減少を防ぐ視点（防護）、適切な備蓄量や種類の視点（備蓄・調達）、洗浄や消毒し繰り返し使用できるモノの視点（修復）で検討を重ね、被災 39 日目に無事復旧し、業務を再開することができました（**写真 4-6**）。

3) BCM の視点によるまとめ

　被災前まではどこか他人事と感じていた部分がありましたが、被災を経験して、2024 年 3 月までに義務化された BCP の策定ができただけで、災害時の備えは万全だと過信していたことに気づきました。これは当ステーションだけではないと感じます。災害に関する研修や訓練は実施できていても、BCP の検証・見直しには至っておらず、実際に災害が起こった時には対応できなかったのが実情です。平時からの取り組みが重要で、地域を担う訪問看護師だからこそ、常に地域や行政、近隣ステーションや他職種とコミュニケーションを重ね、関係を構築することが大切になってきます。リソース（ヒト・モノ・カネ・情報）の視点から策定した BCP も日々変化する事業所の状況に合わせて PDCA サイクルを機能させ続けなければなりません。BCP は BCM の一部であることを認識し、策定した BCP の実効性を高めるため、平時からの BCM への取り組みが必要です。

　被災後に事後レビューを行い、よかったことや課題、改善策ならびに計画追加を行いました。なお、災害時には OODA ループの思考プロセスが有用だと改めて実感し、平時から OODA ループの思考プロセスを用いた行動をイメージすることで、災害時に個々が対応できるのです。平時から地域で BCM に取り組み、行動訓練・評価・改善を繰り返し BCM に取り組んでいきたいと考えます。

●引用・参考文献
1) Gem Med Web サイト：2020 年 7 月 30 日記事．https://gemmed.ghc-j.com/?p=35228

さ く い ん

●日本看護協会出版会
メールインフォメーション会員募集
新刊、オンライン研修などの最新情報や、好評書籍の
プレゼント情報をいち早くメールでお届けします。

ほうもんかん ご じ ぎょうしょ
訪問看護事業所の BCP と BCM
さくてい み なお
はじめての策定から見直しまで

2025 年 4 月 20 日　第 1 版第 1 刷発行　　　　　　　　　　〈検印省略〉

編　　集 ▪ 訪問看護 BCP 研究会
　　　　　ほうもんかん ご　　けんきゅうかい
発　　行 ▪ 株式会社 日本看護協会出版会
　　　　　〒 150-0001 東京都渋谷区神宮前 5-8-2　日本看護協会ビル 4 階
　　　　　〈注文・問合せ／書店窓口〉TEL/0436-23-3271　FAX/0436-23-3272
　　　　　〈編集〉TEL/03-5319-7171
　　　　　https://www.jnapc.co.jp
装　　丁 ▪ 臼井新太郎
本文デザイン/印刷 ▪ 壮光舎印刷株式会社

Ⓒ 2025　Printed in Japan　ISBN 978-4-8180-2923-1